ENFERMERÍA

EN

CUIDADOS PALIATIVOS

LA GUÍA COMPLETA

ALEXANDRE CAREWELL

Índice

Capítulo 1

Introducción a los cuidados paliativos

Definiciones y conceptos básicos

Origen y evolución del término "paliativos

El término "paliativo" tiene su origen en el latín "pallium", que significa "manto" o "velo". A través de su evolución lingüística, la palabra ha adquirido un significado más amplio en medicina, refiriéndose a un enfoque de los cuidados que pretende aliviar los síntomas y el sufrimiento de una enfermedad sin buscar una curación completa.

El uso del término "paliativo" en el contexto médico se remonta a la antigüedad, cuando los médicos griegos y romanos ya reconocían la necesidad de aliviar el dolor y mitigar los síntomas de los pacientes en las fases avanzadas de enfermedades incurables. Sin embargo, no fue hasta el siglo XX cuando el concepto de cuidados paliativos ganó en importancia y reconocimiento.

Una de las principales pioneras en el desarrollo de los cuidados paliativos modernos es Dame Cicely Saunders. Médica y trabajadora social británica, fundó en 1967 el primer hospicio moderno, el St. Christopher's Hospice de Londres. Saunders fue una de las primeras en formalizar el enfoque holístico de los cuidados paliativos, haciendo hincapié en el tratamiento del dolor, el apoyo emocional, la comunicación abierta y el respeto por la dignidad del paciente.

A lo largo de las décadas, el concepto de cuidados paliativos ha seguido evolucionando, abarcando aspectos como la comunicación centrada en el paciente, la toma de decisiones compartida y los cuidados al final de la vida. Los cuidados paliativos también han ampliado su alcance, afectando no sólo a pacientes con cáncer avanzado, sino también a aquellos con enfermedades crónicas progresivas y una serie de afecciones terminales.

Hoy en día, los cuidados paliativos se han convertido en un componente esencial de los servicios sanitarios, con un reconocimiento cada vez mayor de la importancia de proporcionar a los pacientes la mejor calidad de vida posible, incluso al final de la vida. Los cuidados paliativos están diseñados para satisfacer las necesidades físicas, psicológicas, sociales y espirituales de los pacientes y sus familias, y siguen evolucionando para adaptarse a los avances médicos y a las expectativas cambiantes de la sociedad.

La transición de los cuidados curativos a los paliativos

La transición de los cuidados curativos a los paliativos representa un momento crucial en la trayectoria médica de un paciente que padece una enfermedad incurable o terminal. Esta transición marca un cambio de paradigma, de un enfoque centrado en la curación a otro centrado en el alivio de los síntomas, la calidad de vida y el bienestar emocional del paciente.

La atención curativa se centra en lograr la curación completa o la remisión de la enfermedad. A menudo implica tratamientos agresivos como la cirugía, la quimioterapia y la radioterapia, con el objetivo de combatir la enfermedad subyacente. A veces, sin embargo, a pesar de estos tratamientos, la enfermedad progresa o las opciones terapéuticas dejan de ser eficaces.

Es en esta fase cuando tiene lugar la transición a los cuidados paliativos. Cuando las perspectivas de recuperación disminuyen, los cuidados paliativos toman el relevo para ofrecer un apoyo integral al paciente. Se centran en controlar los síntomas, prevenir el dolor y las molestias y mejorar la calidad de vida. Los cuidados paliativos pretenden satisfacer las necesidades físicas, psicológicas, sociales y espirituales de los pacientes y sus familias.

La transición a los cuidados paliativos requiere una comunicación abierta y sincera entre el equipo médico, el paciente y su familia. Los pacientes necesitan ser informados de forma comprensible sobre el curso de su enfermedad y las opciones de tratamiento disponibles. Esto permite a los pacientes tomar decisiones informadas sobre sus cuidados futuros.

Esta transición puede ser un momento emocionalmente cargado para los pacientes y sus familias. Puede dar lugar a sentimientos de miedo, ira y tristeza, así como a preocupaciones sobre el final de la vida. Por eso, los profesionales sanitarios de cuidados paliativos desempeñan un papel vital proporcionando apoyo emocional, respondiendo a las preguntas y ayudando a los pacientes a comprender los beneficios de los cuidados paliativos.

En última instancia, la transición de los cuidados curativos a los paliativos encarna el paso a un enfoque de la asistencia centrado en la calidad de vida, el alivio de los síntomas y el respeto por los valores y las elecciones del paciente. Marca la transición a un periodo en el que la comodidad, la dignidad y el bienestar del paciente están en el centro de la atención médica.

Las diferentes interpretaciones de los cuidados paliativos
Los cuidados paliativos, debido a su naturaleza holística y a su enfoque centrado en el paciente, pueden interpretarse de diferentes maneras en función de las perspectivas culturales, sociales e individuales. Estas diferentes interpretaciones reflejan la complejidad de las necesidades y los valores de cada paciente, así como las influencias culturales y éticas que conforman la comprensión de los cuidados paliativos en todo el mundo.

- **Alivio del dolor y el sufrimiento:** Para muchas personas, los cuidados paliativos se asocian principalmente con el alivio del dolor físico y el sufrimiento emocional en pacientes con enfermedades terminales o incurables. Esta interpretación hace hincapié en la importancia de proporcionar el máximo confort al paciente respetando al mismo tiempo sus decisiones y su dignidad.
- **Mejorar la calidad de vida:** Algunas personas ven los cuidados paliativos como una forma de mejorar la calidad de vida de los pacientes al final de la vida, esforzándose por minimizar los efectos secundarios del tratamiento, prevenir y controlar los síntomas y promover un enfoque holístico que tenga en cuenta los aspectos físicos, emocionales y sociales.
- **Enfoque de bienestar global: Una** interpretación más amplia de los cuidados paliativos incorpora la noción de bienestar global del paciente, que abarca el tratamiento de los síntomas, el apoyo psicológico, la atención a las necesidades espirituales y la mejora de las relaciones familiares. Esta interpretación reconoce la importancia de tratar al paciente en su totalidad, más allá de la enfermedad.
- **Transición desde los tratamientos curativos: Los** cuidados paliativos también pueden considerarse una transición natural de los tratamientos curativos intensivos a un enfoque más suave y centrado en el paciente. Esto puede implicar un cambio gradual de las intervenciones médicas agresivas a unos cuidados dirigidos principalmente a proporcionar confort y garantizar la calidad de vida.
- **Respeto por los valores y las** elecciones **:** Una interpretación ética de los cuidados paliativos hace hincapié en el respeto absoluto por los valores y las elecciones del paciente. Su objetivo es honrar los deseos

del paciente al final de la vida, ya impliquen rechazar un tratamiento agresivo o buscar un final de vida tranquilo y confortable.

- **Apoyo a la familia:** Los cuidados paliativos también abarcan el apoyo a las familias y los seres queridos, reconociendo el impacto emocional de la enfermedad terminal en todas las personas que rodean al paciente.

Estas diferentes interpretaciones reflejan la diversidad de perspectivas sobre los cuidados paliativos, al tiempo que ponen de relieve su naturaleza adaptable y flexible para satisfacer las necesidades específicas de cada individuo y su familia. Esta diversidad también refleja la complejidad de las cuestiones éticas, culturales y psicológicas que rodean el final de la vida y el cuidado de los pacientes terminales.

Filosofía y objetivos de los cuidados paliativos

Aliviar el sufrimiento en lugar de curar

Uno de los principios fundamentales de los cuidados paliativos es que el objetivo principal no es curar la enfermedad subyacente, sino aliviar el sufrimiento y mejorar la calidad de vida de los pacientes en fases avanzadas o al final de la vida. Este enfoque se basa en el reconocimiento de que, en algunos casos, la curación completa no es posible y de que los pacientes se enfrentan a retos físicos, emocionales y espirituales únicos.

Los cuidados paliativos adoptan una visión holística del paciente. En lugar de concentrarse en suprimir la enfermedad, se centra en controlar los síntomas, aliviar el dolor, prevenir las molestias y mejorar la calidad de vida. Este enfoque pretende que los pacientes puedan vivir de la forma más cómoda y activa posible, respetando al mismo tiempo sus deseos y elecciones en relación con el tratamiento y el final de la vida.

La idea fundamental de este enfoque es que cada paciente es único, con necesidades y valores individuales. Por ello, el equipo de cuidados paliativos trabaja con el paciente y su familia para desarrollar un plan de cuidados personalizado que satisfaga las necesidades específicas de cada persona. Esto implica conversaciones abiertas sobre los objetivos de los cuidados, las opciones de tratamiento y las preferencias personales.

El alivio del sufrimiento en los cuidados paliativos abarca no sólo el tratamiento del dolor físico, sino también el abordaje de los aspectos emocionales, sociales y espirituales del sufrimiento. Los pacientes al final de la vida pueden experimentar sentimientos de ansiedad, miedo, tristeza y pérdida de control. Los cuidados paliativos pretenden ofrecer apoyo emocional y psicológico, así como facilitar las conversaciones sobre cuestiones importantes como los deseos al final de la vida y los cuidados paliativos.

Este enfoque, que se centra en aliviar el sufrimiento, puede tener un impacto significativo en la calidad de vida de los pacientes y en su experiencia del final de la vida. Permite a los pacientes centrarse en lo que es importante para ellos, crear recuerdos preciosos con sus seres queridos y vivir cada día con dignidad y respeto. Al hacer hincapié en la compasión, la empatía y la escucha atenta, los cuidados paliativos honran el valor de cada vida, incluso cuando la recuperación total ya no es una opción realista.

El enfoque holístico del paciente al final de la vida

El enfoque holístico está en el corazón de los cuidados paliativos, guiando la atención a los pacientes al final de la vida de una forma que reconoce y responde a su naturaleza compleja y multidimensional. Este enfoque considera al paciente como un ser completo, integrando los aspectos físicos, psicológicos, sociales y espirituales de su existencia. Su objetivo es proporcionar un apoyo integral que vaya más allá del mero tratamiento médico, ofreciendo a los pacientes la oportunidad de vivir sus últimos días con dignidad, comodidad y respeto.

- Físico : El enfoque holístico tiene en cuenta las necesidades físicas del paciente al final de la vida. Esto incluye el control del dolor, la prevención y el tratamiento de síntomas como la fatiga, las náuseas y la disnea (dificultad para respirar). Los cuidados paliativos se centran en mantener un nivel óptimo de confort para el paciente, adaptar los tratamientos para minimizar los efectos secundarios y promover el bienestar físico.
- **Aspecto psicológico:** Los pacientes al final de la vida pueden enfrentarse a retos emocionales como la ansiedad, la depresión, el miedo y la pérdida de control. El enfoque holístico pretende ofrecer apoyo psicológico y

emocional, proporcionando un espacio seguro para expresar sentimientos y preocupaciones. Los profesionales sanitarios de cuidados paliativos están formados para escuchar con compasión, ofrecer apoyo y ayudar a los pacientes a afrontar sus emociones.

- **Aspecto social: Las** relaciones sociales y familiares desempeñan un papel esencial en la vida de los pacientes al final de la vida. El enfoque holístico integra a la familia y a los seres queridos en la atención al paciente, proporcionando apoyo para mantener relaciones significativas y facilitando la comunicación entre los miembros de la familia. Los cuidados paliativos reconocen la importancia de la red de apoyo social del paciente y se esfuerzan por reforzarla.
- **Aspecto espiritual:** La dimensión espiritual puede ser profundamente importante para muchos pacientes al final de la vida, tengan o no creencias religiosas. Los cuidados paliativos respetan la dimensión espiritual del paciente, ofreciendo tiempo para la reflexión, la oración o la meditación según las preferencias y creencias individuales. Esta dimensión ayuda a aportar sentido y tranquilidad a los pacientes al final de la vida.

El enfoque holístico del paciente al final de la vida es la esencia de los cuidados paliativos y refleja el reconocimiento de la complejidad de cada individuo y de sus diversas necesidades. Al abordar los aspectos físicos, psicológicos, sociales y espirituales del paciente, los cuidados paliativos pretenden mejorar la calidad de vida, reducir el sufrimiento y honrar la dignidad y el valor de cada persona durante esta delicada fase de su viaje.

Mantener la calidad de vida y la dignidad

Mantener la calidad de vida y la dignidad es una de las piedras angulares de los cuidados paliativos. Cuando la curación completa ya no es una opción realista, los cuidados paliativos se centran en crear un entorno en el que los pacientes al final de la vida puedan vivir los días que les quedan con comodidad, respeto y una calidad de vida óptima, preservando al mismo tiempo su dignidad y autonomía.

- **Gestión de los síntomas:** Los síntomas dolorosos e incómodos son comunes en los pacientes al final de la vida. Los cuidados paliativos se centran en identificar, evaluar y gestionar eficazmente estos síntomas para mejorar el confort físico del paciente. Esto puede implicar el uso de medicación, terapias complementarias y técnicas de control del dolor para garantizar el máximo alivio.

- **Preservación de la autonomía: Los pacientes al final de la vida** pueden sentir una pérdida de control sobre sus vidas a medida que avanza la enfermedad. Los cuidados paliativos hacen especial hincapié en el respeto de la autonomía de los pacientes. Los profesionales sanitarios colaboran estrechamente con los pacientes para determinar sus deseos respecto al tratamiento, darles la oportunidad de tomar decisiones informadas sobre sus cuidados y respetar sus elecciones personales.

- **Planificación personalizada de los cuidados:** Un enfoque individualizado de los cuidados paliativos significa que cada paciente tiene un plan de cuidados adaptado a sus necesidades específicas. Los profesionales sanitarios de cuidados paliativos trabajan con el paciente y su familia para desarrollar un plan de cuidados que tenga en cuenta los deseos del paciente, sus preferencias de tratamiento y sus necesidades generales.

- **Apoyo emocional y psicológico:** Los pacientes al final de la vida pueden experimentar una compleja gama de emociones, desde la ansiedad a la tristeza pasando por la ira. Los cuidados paliativos ofrecen apoyo emocional y psicológico para ayudar a los pacientes a afrontar estos sentimientos, expresar sus preocupaciones y encontrar formas de vivir con una perspectiva positiva a pesar de sus circunstancias.

- **Mantener las relaciones familiares:** El final de la vida puede ser un momento en el que las relaciones familiares se ponen a prueba. Los cuidados paliativos fomentan la comunicación abierta entre el paciente, la familia y los seres queridos. Ofrece apoyo para mantener relaciones significativas, aliviar conflictos y crear recuerdos preciosos.

- **Respeto a la dignidad: La** dignidad del paciente es un principio fundamental de los cuidados paliativos. Los profesionales sanitarios de cuidados paliativos reconocen el valor intrínseco de cada individuo y se aseguran de que el paciente sea tratado con respeto, compasión y dignidad en todo momento.

En resumen, mantener la calidad de vida y la dignidad es el núcleo de la filosofía de los cuidados paliativos. Al ofrecer un apoyo integral que tiene en cuenta los aspectos físicos, emocionales, sociales y espirituales de la vida del paciente, los cuidados paliativos pretenden crear un entorno en el que cada paciente pueda vivir sus últimos días de forma significativa y cómoda, preservando su dignidad y autonomía.

Historia de los cuidados paliativos

Los pioneros de los cuidados paliativos : Dame Cicely Saunders

Dame Cicely Saunders es ampliamente reconocida como una de las principales pioneras en el desarrollo y la promoción de los cuidados paliativos modernos. Su trabajo pionero y su pasión por mejorar la calidad de vida de los pacientes en fases avanzadas y al final de la vida sentaron las bases de lo que se ha convertido en un enfoque esencial y respetuoso de los cuidados.

Nacida el 22 de junio de 1918 en Inglaterra, Cicely Saunders fue a la vez médico y trabajadora social. Comenzó su carrera en enfermería y estudió medicina a los 33 años. Fue durante su trabajo como estudiante de medicina cuando se vio profundamente afectada por la experiencia de los enfermos terminales en un hospicio de Londres.

A Saunders le llamó la atención la falta de atención especializada y de apoyo a los pacientes al final de la vida, lo que motivó su empeño por crear un entorno en el que los pacientes pudieran vivir sus últimos días con dignidad y comodidad. En 1967 fundó el hospicio St. Christopher, el primer hospicio moderno de Londres. Era un lugar innovador que incorporaba un enfoque holístico de los cuidados paliativos.

El enfoque de Cicely Saunders de los cuidados paliativos era profundamente humano y holístico. Creía firmemente en la necesidad de aliviar el dolor físico, pero también comprendía la importancia de satisfacer las necesidades emocionales, psicológicas y espirituales de los pacientes. Introdujo el concepto de "dolor total", que engloba todo el sufrimiento asociado a la enfermedad terminal, incluido el dolor físico, el dolor emocional, el sufrimiento psicológico y las necesidades espirituales.

La visión de Cicely Saunders también ha contribuido a educar a los profesionales sanitarios en cuidados paliativos, haciendo hincapié en la importancia de la escucha atenta, la comunicación abierta y la empatía hacia los pacientes al final de la vida. Su influencia se extendió mucho más allá del Reino Unido, inspirando la creación de hospicios y programas de cuidados paliativos en todo el mundo.

Dame Cicely Saunders ha dejado un legado duradero en el campo de los cuidados paliativos. Su dedicación a mejorar la calidad de vida de los pacientes al final de la vida, su énfasis en la dignidad, el respeto y un enfoque holístico de los cuidados han influido en la forma en que se prestan los cuidados paliativos hoy en día. Ella sentó las bases de un enfoque centrado en el paciente que reconoce el valor y la importancia de cada vida, incluso en los momentos más difíciles.

La evolución de los cuidados paliativos en el mundo

La evolución de los cuidados paliativos en todo el mundo refleja una transformación significativa en la forma en que la sociedad aborda el final de la vida, el dolor y el sufrimiento. Aunque los cuidados paliativos tienen raíces históricas, su desarrollo y reconocimiento oficial como disciplina médica por derecho propio han estado marcados por importantes avances en las últimas décadas.

En las primeras etapas del movimiento de cuidados paliativos, pioneros como Dame Cicely Saunders sentaron las bases del enfoque moderno al centrarse en el alivio del sufrimiento, el tratamiento del dolor y la calidad de vida de los enfermos terminales. El hospicio St. Christopher, fundado por Saunders, se convirtió en el modelo para muchos otros hospicios de todo el mundo.

Sin embargo, los cuidados paliativos han tardado en ser plenamente reconocidos e integrados en los sistemas sanitarios. A lo largo de los años, gracias a los esfuerzos de activistas, profesionales sanitarios y organizaciones internacionales, los cuidados paliativos han ganado en visibilidad e importancia. He aquí algunos hitos clave en el desarrollo de los cuidados paliativos en todo el mundo:

- **Década de 1970-1980: Expansión de los hospicios y los programas de cuidados paliativos**
  En las décadas de 1970 y 1980 se produjo un rápido crecimiento del número de hospicios y programas de

cuidados paliativos en todo el mundo, debido en gran parte al creciente reconocimiento de la importancia de tratar de forma integral a los pacientes al final de la vida.

- **Década de 1990: Formación y educación para profesionales sanitarios**
  Durante la década de 1990 se desarrollaron programas de formación y educación en cuidados paliativos para profesionales sanitarios. Esto contribuyó a elevar la calidad de los cuidados paliativos y a formar a una nueva generación de profesionales especializados.

- **Década de 2000: Reconocimiento internacional**
  A principios de la década de 2000, la Organización Mundial de la Salud (OMS) reconoció los cuidados paliativos como un componente esencial de los servicios sanitarios. Esto condujo a una mayor integración de los cuidados paliativos en las políticas sanitarias nacionales e internacionales.

- **2010 y más allá: ampliación de los ámbitos de aplicación**
  En la última década, los cuidados paliativos han ampliado su ámbito de aplicación para incluir no sólo a los enfermos terminales de cáncer, sino también a los que padecen enfermedades crónicas progresivas, cardiopatías, demencia y otras afecciones. Los cuidados paliativos pediátricos también han ganado en importancia.

- **Integración en los sistemas sanitarios**
  Cada vez más países están integrando los cuidados paliativos en sus sistemas sanitarios, proporcionando un mayor acceso a los cuidados paliativos a pacientes y familiares. Los equipos multidisciplinares de cuidados paliativos trabajan junto a los equipos médicos para proporcionar un apoyo integral.

La evolución de los cuidados paliativos en todo el mundo muestra un creciente reconocimiento de la importancia de preservar la dignidad, la calidad de vida y el confort de los pacientes al final de la vida. Los cuidados paliativos se consideran ahora una parte esencial de la asistencia sanitaria, con un progreso constante en investigación, formación e integración en los sistemas sanitarios nacionales.

Reconocimiento y legitimidad de los cuidados paliativos

El reconocimiento y la legitimidad de los cuidados paliativos han evolucionado significativamente a lo largo de los años, pasando de ser un enfoque marginal a una disciplina médica esencial integrada en los sistemas sanitarios de todo el mundo. Esta evolución refleja una conciencia cada vez mayor de la importancia de preservar la dignidad, la calidad de vida y el bienestar de los pacientes terminales y moribundos.

- **De la marginación al reconocimiento:** Inicialmente, los cuidados paliativos se consideraban a menudo un enfoque alternativo y marginal a los tratamientos curativos agresivos. Sin embargo, gracias a los esfuerzos de pioneros como Dame Cicely Saunders y a la demostración de la eficacia de los cuidados paliativos para aliviar el dolor y el sufrimiento, han ganado reconocimiento.
- **Integración en los sistemas sanitarios: En las** últimas décadas, los cuidados paliativos han ganado legitimidad al integrarse gradualmente en los sistemas sanitarios nacionales. Las organizaciones sanitarias y los gobiernos han reconocido que los cuidados paliativos son un enfoque complementario y esencial a los tratamientos curativos, que ofrece un apoyo integral a los pacientes al final de la vida.
- **Reconocimiento de la Organización Mundial de la Salud (OMS):** En 2002, la OMS publicó su informe sobre cuidados paliativos, reconociendo su importancia como componente vital de los servicios sanitarios. Este reconocimiento internacional ha contribuido a reforzar la posición de los cuidados paliativos en el ámbito médico y a animar a los gobiernos a integrar los cuidados paliativos en sus políticas sanitarias.
- **Formación y educación: La** legitimidad de los cuidados paliativos también se ha visto reforzada por el desarrollo de programas de formación y educación para profesionales sanitarios. Las universidades y las instituciones médicas ofrecen ahora programas especializados en cuidados paliativos, formando a una nueva generación de profesionales competentes.
- **Investigación y pruebas:** La investigación sobre cuidados paliativos ha contribuido a establecer una base sólida para la legitimidad de este enfoque. Los estudios clínicos y la investigación sobre los efectos de los cuidados paliativos en la calidad de vida, el tratamiento del dolor y la satisfacción de los pacientes han reforzado su credibilidad.

- **Apoyo de pacientes y familiares: La** experiencia positiva de los pacientes y sus familiares que se han beneficiado de unos cuidados paliativos de calidad ha desempeñado un papel importante en el reconocimiento y la legitimidad de estos cuidados. Los testimonios y los comentarios positivos han demostrado el impacto positivo de los cuidados paliativos en la vida de los pacientes al final de la vida.

El creciente reconocimiento y legitimidad de los cuidados paliativos atestigua su importancia como enfoque médico esencial. Los cuidados paliativos han evolucionado hasta convertirse en una disciplina multidisciplinar integrada en los sistemas sanitarios, que aborda las necesidades físicas, emocionales, sociales y espirituales de los pacientes al final de la vida y de sus familias.

El lugar de los cuidados paliativos en el ámbito médico

Los cuidados paliativos complementan el tratamiento curativo

Los cuidados paliativos y los tratamientos curativos son dos enfoques distintos de la atención médica, pero pueden ser complementarios e interactuar de forma beneficiosa para los pacientes con enfermedades graves o terminales. Mientras que los tratamientos curativos pretenden combatir la enfermedad subyacente, los cuidados paliativos se centran en aliviar el dolor y el sufrimiento y mejorar la calidad de vida. La naturaleza complementaria de estos dos enfoques puede proporcionar una atención integral y holística a los pacientes.

- **Objetivos diferentes, coherencia global:** Los tratamientos curativos pretenden erradicar la enfermedad, mientras que los cuidados paliativos se centran en controlar los síntomas y mejorar la calidad de vida, incluso cuando la curación completa no es posible. Los dos enfoques pueden coexistir en coherencia, donde los tratamientos curativos pueden continuarse al tiempo que se integran los cuidados paliativos para mejorar la comodidad del paciente.

- **Gestión de los efectos secundarios:** Los tratamientos curativos como la quimioterapia y la radioterapia pueden provocar a menudo efectos secundarios no deseados como náuseas, fatiga y pérdida de apetito. Los cuidados paliativos pueden desempeñar un papel esencial en la gestión de estos efectos secundarios, garantizando que los pacientes puedan tolerar el tratamiento y mantener una calidad de vida óptima.
- **Transición gradual:** A medida que la enfermedad avanza y las opciones de tratamiento curativo pierden eficacia, los cuidados paliativos pueden introducirse gradualmente para ayudar al paciente a realizar una transición suave de un enfoque curativo a otro centrado en la comodidad y la calidad de vida.
- **Apoyo emocional: Los** tratamientos curativos pueden suponer un reto emocional para los pacientes y sus familias. Los cuidados paliativos ofrecen apoyo emocional y psicológico para ayudar a los pacientes a sobrellevar la ansiedad, el miedo y el estrés asociados al tratamiento y la enfermedad.
- **Atención holística:** Juntos, los cuidados paliativos y los tratamientos curativos pueden proporcionar una atención holística al paciente. Los profesionales sanitarios de cuidados paliativos colaboran estrechamente con el equipo médico para garantizar que se tengan en cuenta las necesidades físicas, emocionales y espirituales del paciente.
- **Apoyo a los seres queridos:** Los cuidados paliativos también proporcionan apoyo a los seres queridos y a las familias, ayudándoles a superar los retos emocionales y prácticos de la enfermedad y el tratamiento.

En última instancia, la complementariedad de los cuidados paliativos con los tratamientos curativos puede proporcionar una atención más holística y centrada en el paciente. Este enfoque reconoce las múltiples necesidades de los pacientes con enfermedades graves o terminales y pretende mejorar su calidad de vida manteniendo un equilibrio entre el tratamiento de la enfermedad subyacente y el alivio del dolor y el sufrimiento.

Avances de la medicina paliativa a lo largo del tiempo

La medicina paliativa ha experimentado avances significativos a lo largo del tiempo, fruto de una combinación de progreso médico, investigación clínica, mayor concienciación y una mejor comprensión de las necesidades de los pacientes al final de la vida. Estos avances han contribuido a transformar los cuidados paliativos en una disciplina médica respetada, reconocida y ampliamente integrada en los sistemas sanitarios de todo el mundo.

- **Tratamiento del dolor y los síntomas:** Uno de los avances más significativos en los cuidados paliativos ha sido el desarrollo de técnicas avanzadas de tratamiento del dolor y los síntomas. Se han desarrollado fármacos más eficaces, enfoques innovadores para el tratamiento del dolor y terapias complementarias para ofrecer a los pacientes un alivio óptimo.
- **Planes de cuidados individualizados:** Con el énfasis puesto en un enfoque holístico, los cuidados paliativos han evolucionado hacia planes de cuidados más individualizados. Los profesionales sanitarios de cuidados paliativos trabajan en estrecha colaboración con los pacientes y sus familias para crear planes de cuidados personalizados que respondan a sus necesidades y valores específicos.
- **Cuidados paliativos pediátricos: Un** avance significativo ha sido el reconocimiento de la importancia de los cuidados paliativos pediátricos para los niños con enfermedades graves y terminales. Los cuidados paliativos para niños se han convertido en una especialidad diferenciada, que tiene en cuenta las necesidades únicas de los pacientes jóvenes y sus familias.
- **Investigación en cuidados paliativos : La investigación en cuidados paliativos se** ha desarrollado considerablemente, contribuyendo a una mejor comprensión de las necesidades de los pacientes y al desarrollo de las mejores prácticas. Los estudios clínicos han evaluado la eficacia de los tratamientos e intervenciones de cuidados paliativos, orientando a los profesionales hacia enfoques basados en la evidencia.
- **Formación y educación:** El establecimiento de programas de formación y educación especializados en cuidados paliativos ha dado lugar a la formación de

profesionales sanitarios altamente cualificados en este campo. La formación multidisciplinar ha reforzado las competencias de los equipos de cuidados paliativos y ha contribuido a garantizar una atención de alta calidad.

- **Integración en los sistemas sanitarios: La** creciente integración de los cuidados paliativos en los sistemas sanitarios nacionales y regionales es un gran paso adelante. Cada vez más países reconocen los cuidados paliativos como un componente esencial de los servicios sanitarios y los integran en sus políticas sanitarias.
- **Avances tecnológicos:** Los avances tecnológicos también han contribuido a los cuidados paliativos. La teleasistencia, las aplicaciones de seguimiento de síntomas y las herramientas de comunicación en línea facilitan el seguimiento de los pacientes y el acceso a los cuidados paliativos, incluso a distancia.

La constante evolución de los cuidados paliativos es un testimonio de la capacidad de la disciplina para adaptarse a las necesidades cambiantes de los pacientes y a los avances médicos. Estos avances han mejorado la calidad de vida de los pacientes al final de la vida, han aumentado la concienciación sobre la importancia de los cuidados paliativos y han garantizado que los pacientes reciban la atención más adecuada y compasiva posible.

Los cuidados paliativos como derecho fundamental del paciente

Los cuidados paliativos son cada vez más reconocidos no sólo como un enfoque médico esencial, sino también como un derecho fundamental del paciente al final de la vida. Atender las necesidades físicas, emocionales, sociales y espirituales de los enfermos terminales refleja una visión holística de la dignidad humana y el respeto a la vida, y es un derecho inherente a todo individuo.

- **Derecho a la dignidad y el confort:** Los enfermos terminales tienen derecho a vivir sus últimos días con dignidad y confort. Los cuidados paliativos pretenden aliviar el dolor y los síntomas, ofrecer apoyo emocional y mejorar la calidad de vida, garantizando que cada paciente sea tratado con respeto y compasión.

- **Derecho a la autonomía y a la elección:** Los pacientes tienen derecho a participar en las decisiones sobre sus cuidados y tratamientos. Los cuidados paliativos hacen hincapié en el principio de autonomía del paciente, proporcionando información completa sobre las opciones de tratamiento, respetando la elección personal e implicando a los pacientes en la planificación de sus cuidados.
- **Derecho a la comunicación y a la información:** Los pacientes tienen derecho a ser informados de forma comprensible sobre su enfermedad, sus opciones de tratamiento y las implicaciones de estas elecciones. Los profesionales sanitarios de cuidados paliativos promueven una comunicación abierta y honesta para que los pacientes puedan tomar decisiones con conocimiento de causa.
- **Derecho a la espiritualidad y las creencias:** Los cuidados paliativos reconocen el derecho de los pacientes a expresar su espiritualidad y sus creencias, sean religiosas o no. El respeto de la dimensión espiritual del paciente es fundamental para proporcionarle un apoyo integral y holístico.
- **Derecho a la calidad de vida:** Todo paciente tiene derecho a vivir una vida de calidad, incluso en la fase terminal. Los cuidados paliativos se esfuerzan por mejorar la calidad de vida teniendo en cuenta las necesidades físicas, emocionales, sociales y espirituales del paciente.
- **Derecho a una atención personalizada:** Los pacientes tienen derecho a recibir una atención adaptada a sus necesidades y preferencias individuales. Los cuidados paliativos se centran en la creación de planes de cuidados personalizados que tengan en cuenta los valores y deseos del paciente.
- **El derecho a la familia y los seres queridos:** Los pacientes tienen derecho a estar rodeados de sus seres queridos y a recibir apoyo familiar durante la fase terminal. Los cuidados paliativos reconocen la importancia del apoyo social y familiar y suelen incluir a las familias en su atención.

El reconocimiento de los cuidados paliativos como un derecho fundamental del paciente refleja un gran avance en la forma en que la sociedad contempla el final de la vida. Este enfoque hace hincapié en los valores de la compasión, el respeto y la dignidad, y garantiza que cada persona pueda vivir sus últimos días según sus preferencias y necesidades, rodeada de un equipo de profesionales sanitarios comprometidos con la prestación de unos cuidados compasivos y de alta calidad.

Importancia de los cuidados paliativos en la sociedad

Retos demográficos y envejecimiento de la población
El cambio demográfico, caracterizado por el envejecimiento de la población, plantea importantes retos a los cuidados paliativos. Con el aumento de la esperanza de vida y el envejecimiento de la población en muchas partes del mundo, se hace imperativo desarrollar enfoques adecuados para satisfacer las crecientes necesidades de los enfermos terminales y los moribundos.

- **Envejecimiento de la población:** El aumento de la esperanza de vida, combinado con el descenso de las tasas de natalidad, está provocando un aumento de la proporción de personas mayores en la población. Esta tendencia demográfica es especialmente visible en los países industrializados y plantea retos a la hora de satisfacer las necesidades específicas de esta población.
- **Afecciones médicas complejas:** Las personas mayores suelen presentar multitud de problemas de salud crónicos y complejos, como cardiopatías, afecciones neurológicas y enfermedades degenerativas. La gestión de estas afecciones terminales requiere un enfoque multidisciplinar y un profundo conocimiento de las interacciones médicas.
- **Creciente necesidad de cuidados paliativos:** El envejecimiento de la población está provocando un aumento del número de personas que necesitan cuidados paliativos. Por lo tanto, será necesario ampliar los recursos de cuidados paliativos para satisfacer la creciente demanda.
- **Necesidades sociales y emocionales complejas: Las** personas mayores con enfermedades terminales pueden enfrentarse a retos sociales y emocionales únicos, como el aislamiento, la soledad y la preocupación por sus seres queridos. Los cuidados paliativos deben tener en cuenta estos aspectos para proporcionar un apoyo holístico.

- **Preferencias al final de la vida:** Las personas mayores pueden tener preferencias específicas en cuanto a sus cuidados al final de la vida, incluido el lugar de la muerte. Los cuidados paliativos deben ser capaces de respetar estas preferencias al tiempo que proporcionan una atención de calidad.
- **Formación especializada:** Los profesionales sanitarios deberán estar formados para tratar las necesidades particulares de los ancianos con enfermedades terminales. Esto incluye la comprensión de las afecciones médicas asociadas al envejecimiento y habilidades para comunicarse con los pacientes ancianos y sus familias.
- **Carga sobre las familias:** El envejecimiento de la población también puede aumentar la carga sobre las familias y los cuidadores, que a menudo se ocupan de los enfermos terminales. Los cuidados paliativos deben incluir el apoyo a las familias y a los cuidadores informales.

Responder a los retos demográficos y al envejecimiento de la población exige un enfoque proactivo y meditado de los cuidados paliativos. Es crucial desarrollar estrategias para anticiparse a las necesidades futuras, ampliar los recursos de cuidados paliativos y poner en marcha sistemas asistenciales que reconozcan y tengan en cuenta las especificidades relacionadas con la edad en la atención a los pacientes al final de la vida.

Reducir los costes médicos mediante cuidados paliativos

Los cuidados paliativos desempeñan un papel importante en la reducción de los costes médicos asociados a los tratamientos agresivos al final de la vida. Al adoptar un enfoque centrado en el alivio del dolor, la calidad de vida y el tratamiento de los síntomas, los cuidados paliativos pueden ayudar a reducir el gasto de tratamientos innecesarios o inadecuados, al tiempo que ofrecen un apoyo holístico a los pacientes y sus familias.

- **Evitar tratamientos innecesarios:** Los enfermos terminales que ya no se benefician de tratamientos curativos agresivos pueden ser sometidos a intervenciones médicas costosas y potencialmente dañinas. Los cuidados paliativos se centran en proporcionar una atención que se corresponda con las necesidades y los deseos del paciente, evitando así tratamientos innecesarios y costosos.

- **Reducir las hospitalizaciones repetidas: Los enfermos terminales** pueden sufrir costosos ingresos hospitalarios múltiples. Los cuidados paliativos a domicilio o en una residencia para enfermos terminales pueden ayudar a controlar los síntomas y proporcionar apoyo médico y emocional, reduciendo la necesidad de hospitalizaciones frecuentes.

- **Optimización del uso de los recursos:** Los cuidados paliativos utilizan los recursos de forma eficiente al centrar las intervenciones en lo que más importa al paciente. De este modo se optimiza el uso de las camas hospitalarias, el personal médico y los equipos.

- **Mejor tratamiento del dolor:** Un tratamiento eficaz del dolor y los síntomas reduce la necesidad de costosas intervenciones médicas para tratar los efectos secundarios de los tratamientos agresivos.

- **Reducción de los tratamientos terminales: Los** tratamientos curativos agresivos en la fase terminal pueden no ofrecer beneficios significativos y resultar costosos. Los cuidados paliativos se centran en las necesidades del paciente y pueden reducir la dependencia de tratamientos ineficaces.

- **Promover los cuidados a domicilio:** Los cuidados paliativos a domicilio pueden ser una alternativa más asequible que la hospitalización, al tiempo que proporcionan un entorno cómodo y familiar para el paciente.

- **Mejora de la calidad de vida:** Al mejorar la calidad de vida y reducir el dolor y el sufrimiento, los pacientes pueden tener una experiencia más positiva al final de la vida, lo que también puede repercutir positivamente en los costes asociados de salud mental y emocional.

- **Planificación temprana   de los cuidados:** La planificación temprana de los cuidados paliativos permite a los pacientes y a sus familias tomar decisiones con conocimiento de causa y evitar gastos innecesarios al final de la vida.

Al adoptar un enfoque centrado en el paciente y centrarse en la calidad de vida y el tratamiento eficaz de los síntomas, los cuidados paliativos no sólo pueden mejorar la experiencia del paciente al final de su vida, sino que también contribuyen a un ahorro significativo de los costes médicos. Este enfoque holístico promueve un uso más eficiente de los recursos al tiempo que ofrece a los pacientes una atención compasiva que respeta sus necesidades y deseos.

Los cuidados paliativos en un contexto cultural y religioso

Los cuidados paliativos deben tener en cuenta la diversidad cultural y religiosa de los pacientes al final de la vida, reconociendo la importancia de sus creencias, valores y prácticas en el proceso asistencial. El respeto de estos aspectos culturales y religiosos es esencial para proporcionar unos cuidados de calidad, respetuosos y adaptados a las necesidades individuales de los pacientes y sus familias.

- **Diversidad cultural:** Los pacientes al final de la vida proceden de diferentes culturas, cada una con sus propias normas, tradiciones y valores. Los cuidados paliativos deben ser sensibles a esta diversidad y adaptar los enfoques asistenciales en función de las creencias culturales y las prácticas específicas.
- **Importancia de la comunicación:** Los profesionales sanitarios de cuidados paliativos deben establecer una comunicación abierta y respetuosa con los pacientes y sus familias para comprender sus creencias culturales y religiosas. Esto permite personalizar los cuidados teniendo en cuenta estos factores.
- **Prácticas funerarias: Las** prácticas funerarias varían de una cultura a otra. Es importante respetar los deseos del paciente y su familia con respecto a los rituales funerarios y los preparativos tras la muerte.
- **Ritos espirituales : Los** cuidados paliativos deben permitir a los pacientes y a sus familias practicar sus ritos y rituales espirituales de acuerdo con sus creencias religiosas.
- **Restricciones alimentarias y dietéticas:** Algunas creencias religiosas imponen restricciones dietéticas o normas específicas para la preparación de los alimentos. Los cuidados paliativos deben respetar estas necesidades nutricionales a la vez que proporcionan comidas compatibles con las prescripciones religiosas.
- **Cuidados espirituales:** Deben tenerse en cuenta las necesidades espirituales y religiosas de los pacientes al

final de la vida. Los cuidados paliativos deben ofrecer apoyo espiritual o religioso según las preferencias del paciente.

- **Familias y comunidades: Los** cuidados paliativos suelen implicar a la familia y la comunidad del paciente. Es importante comprender la dinámica familiar y los roles culturales para proporcionar el apoyo adecuado.
- **Formación cultural y religiosa:** Los profesionales sanitarios de los cuidados paliativos deben estar formados para reconocer y respetar las necesidades culturales y religiosas de los pacientes. La concienciación y la educación son esenciales para proporcionar una atención adecuada.
- **Colaboración interdisciplinar: los** trabajadores sociales, los asesores espirituales y otros profesionales pueden desempeñar un papel importante a la hora de abordar los aspectos culturales y religiosos de los cuidados paliativos. La colaboración interdisciplinar es esencial para proporcionar una atención integral.

Los cuidados paliativos en un contexto cultural y religioso requieren un enfoque flexible y respetuoso que reconozca las necesidades individuales de los pacientes y sus familias. Al integrar las creencias y prácticas culturales y religiosas en la planificación de los cuidados, los cuidados paliativos pueden ofrecer una atención integral que respete la dignidad y los valores de cada paciente al final de la vida.

Capítulo 2

Principios fundamentales de los cuidados paliativos

Enfoque global y holístico del paciente

<u>Tener en cuenta las necesidades físicas, psicológicas y sociales</u>
Los cuidados paliativos adoptan un enfoque holístico que reconoce las necesidades múltiples e interconectadas de los pacientes al final de la vida. Este enfoque global tiene en cuenta las necesidades físicas, psicológicas y sociales, con el objetivo de mejorar la calidad de vida y ofrecer un apoyo integral a los pacientes y sus familias.

- **Necesidades físicas:** Los pacientes al final de la vida pueden experimentar una serie de síntomas físicos y dolor, como dolor, fatiga, náuseas y disnea. Los profesionales sanitarios de cuidados paliativos evalúan y gestionan eficazmente estos síntomas para reducir el sufrimiento y mejorar el confort del paciente.
- **Necesidades psicológicas:** Los pacientes al final de la vida pueden experimentar una serie de emociones, como ansiedad, miedo, tristeza y angustia. Los cuidados paliativos proporcionan apoyo psicológico y emocional para ayudar a los pacientes a afrontar estas emociones y mejorar su bienestar mental.
- **Necesidades sociales:** Los pacientes al final de la vida pueden experimentar aislamiento y soledad, por lo que también deben tenerse en cuenta sus necesidades sociales. Los cuidados paliativos fomentan el apoyo familiar y social, facilitan la interacción con amigos y parientes y ayudan a los pacientes a mantener sus vínculos sociales.
- **Apoyo espiritual:** Para algunos pacientes, las necesidades espirituales y religiosas son importantes al final de la vida. Los cuidados paliativos reconocen estas necesidades y proporcionan apoyo espiritual o religioso según las preferencias del paciente.
- **Calidad de vida:** El objetivo último de los cuidados paliativos es mejorar la calidad de vida del paciente. Esto implica comprender los aspectos físicos, psicológicos y sociales que contribuyen a la calidad de vida y trabajar para optimizarlos.
- **Enfoque personalizado:** Cada paciente tiene unas necesidades únicas. Los profesionales sanitarios de cuidados paliativos trabajan con los pacientes y sus

familias para crear planes de cuidados personalizados que respondan a sus necesidades específicas.

- **Comunicación abierta: La** comunicación abierta entre pacientes, familiares y profesionales sanitarios es esencial para identificar y responder a las necesidades físicas, psicológicas y sociales. La comunicación abierta también permite a los pacientes expresar sus preocupaciones y preferencias.
- **Equipo multidisciplinar: Los** cuidados paliativos suelen implicar a un equipo multidisciplinar de médicos, enfermeras, trabajadores sociales, asesores espirituales y otros profesionales. Este equipo trabaja conjuntamente para proporcionar una atención integral que tenga en cuenta todos los aspectos de las necesidades del paciente.

Al tener en cuenta las necesidades físicas, psicológicas y sociales de los pacientes al final de la vida, los cuidados paliativos ofrecen un enfoque holístico que pretende mejorar la calidad de vida, aliviar el sufrimiento y proporcionar un apoyo integral. Este enfoque holístico reconoce la importancia de tratar a cada paciente como un individuo, con necesidades y preferencias únicas.

Individualización de los cuidados según la personalidad del paciente

Un componente esencial de los cuidados paliativos es la individualización de la atención basada en la personalidad del paciente. Cada paciente es único, con su propia personalidad, preferencias y valores. Los profesionales de los cuidados paliativos reconocen la importancia de esta individualidad y adaptan los cuidados para satisfacer las necesidades específicas de cada paciente.

- **Evaluación en profundidad: La** atención individualizada comienza con una evaluación en profundidad de la personalidad, las preferencias y los valores del paciente. Los profesionales sanitarios de cuidados paliativos se toman el tiempo necesario para conocer al paciente y comprender lo que más le importa.
- **Respetar las preferencias:** Los cuidados paliativos tienen en cuenta las preferencias del paciente en cuanto al tratamiento, la gestión de los síntomas y la toma de

decisiones. Los profesionales sanitarios trabajan con los pacientes para respetar sus elecciones y deseos.

- **Adaptar la comunicación: La** comunicación con los pacientes se adapta en función de su personalidad. Algunos pacientes pueden preferir una información detallada, mientras que otros pueden preferir una comunicación más concisa y suave.
- **Enfoque compasivo: Los cuidados paliativos** reconocen que cada paciente es único y requiere un enfoque compasivo e individualizado. Los profesionales sanitarios de cuidados paliativos se esfuerzan por crear un vínculo con el paciente para comprender mejor sus necesidades y ofrecerle el apoyo adecuado.
- **Incorporar aficiones e intereses:** Los cuidados paliativos pueden incorporar las aficiones e intereses del paciente a la planificación de los cuidados. Esto puede ayudar a mantener la calidad de vida y crear momentos de alegría.
- **Apoyo psicológico personalizado:** Los pacientes reaccionan de forma diferente ante la enfermedad y el final de la vida, dependiendo de su personalidad. Los profesionales sanitarios de cuidados paliativos ofrecen apoyo psicológico personalizado para ayudar a los pacientes a afrontar sus emociones y preocupaciones.
- **Colaboración familiar: La** individualización de los cuidados implica a menudo la colaboración con la familia del paciente. Los familiares conocen la personalidad del paciente y pueden ayudar a personalizar los cuidados.
- **Mantener la dignidad: La** atención individualizada ayuda a mantener la dignidad del paciente. Los cuidados se adaptan para respetar la personalidad y los deseos del paciente.

Individualizar los cuidados en función de la personalidad del paciente refleja el compromiso de los cuidados paliativos de tratar a cada paciente como una persona única, con sus propias necesidades, valores y preferencias. Al tener en cuenta la personalidad del paciente, los cuidados paliativos crean un entorno asistencial respetuoso, compasivo y centrado en el paciente, promoviendo así una experiencia más positiva y satisfactoria al final de la vida.

Colaboración interdisciplinar para un enfoque global

La colaboración interdisciplinar está en el centro de los cuidados paliativos, ya que permite un enfoque holístico e integral para satisfacer las complejas necesidades de los pacientes al final de la vida. Profesionales de distintas disciplinas trabajan juntos para proporcionar una atención holística que abarque aspectos físicos, psicológicos, sociales y espirituales, garantizando al mismo tiempo una coordinación eficaz y una comunicación transparente.

- **Equipo multidisciplinar:** Los cuidados paliativos suelen implicar a un equipo multidisciplinar de médicos, enfermeras, trabajadores sociales, asesores espirituales, terapeutas y otros profesionales sanitarios. Cada miembro del equipo aporta una experiencia única para ofrecer una atención integral.
- **Comunicación transparente: La** colaboración interdisciplinar se basa en una comunicación transparente y regular entre los miembros del equipo. Esto permite compartir la información pertinente, coordinar la atención y ajustar los planes de tratamiento en función de las necesidades del paciente.
- **Planificación coherente de los cuidados:** Al trabajar juntos, los profesionales sanitarios de cuidados paliativos desarrollan planes de cuidados coherentes que tienen en cuenta todos los aspectos de las necesidades del paciente. Esto evita redundancias y garantiza un uso eficaz de los recursos.
- **Enfoque holístico:** Cada profesional aporta su experiencia en su campo respectivo, contribuyendo a un enfoque global y holístico. Por ejemplo, las enfermeras pueden centrarse en las necesidades físicas, los trabajadores sociales en los aspectos sociales y emocionales y los consejeros espirituales en las necesidades espirituales.
- **Apoyo emocional:** Las emociones y preocupaciones de los pacientes al final de la vida requieren una atención especial. La colaboración interdisciplinar permite ofrecer un apoyo emocional más completo, ayudando a los pacientes a hacer frente a sus preocupaciones y emociones.
- **Atención integral: El** objetivo de los cuidados paliativos es proporcionar una atención integral. La colaboración interdisciplinar permite satisfacer todas las necesidades

del paciente, garantizando que no se pase por alto ningún aspecto importante.

- **Enfoque personalizado:** Al trabajar juntos, el equipo interdisciplinar puede adaptar la atención a las necesidades y preferencias individuales del paciente. Esto ayuda a mejorar la calidad de vida y la satisfacción del paciente.

- **Formación continua:** Los profesionales sanitarios de cuidados paliativos necesitan formarse continuamente y mantenerse al día de los avances en sus respectivos campos. La colaboración interdisciplinar fomenta el aprendizaje continuo y la actualización de conocimientos.

La colaboración interdisciplinar es una piedra angular de los cuidados paliativos, ya que garantiza un enfoque holístico, integral y centrado en el paciente. Al trabajar juntos, los profesionales sanitarios de cuidados paliativos están mejor equipados para satisfacer las complejas y variadas necesidades de los pacientes al final de la vida, proporcionando un apoyo integral que mejora la calidad de vida y aporta bienestar a los pacientes y sus familias.

Alivio del dolor y el sufrimiento

Diferenciar entre dolor físico y sufrimiento emocional
En los cuidados paliativos, es crucial distinguir entre el dolor físico y el sufrimiento emocional, ya que son dos aspectos distintos pero interconectados del bienestar de los pacientes al final de la vida. Comprender la diferencia entre estos dos conceptos permite a los profesionales sanitarios proporcionar un alivio eficaz y una atención integral.

- **Dolor físico:** El dolor físico es una experiencia sensorial y subjetiva que resulta de la activación de los receptores nerviosos en respuesta a un estímulo nociceptivo. Puede ser localizado o generalizado y puede describirse en términos de calidad (por ejemplo, punzante, quemante, opresivo), intensidad (leve, moderado, grave) y duración (agudo, crónico).

- **Evaluación del dolor:** Los profesionales sanitarios de los cuidados paliativos utilizan herramientas de evaluación del dolor para determinar la naturaleza y la intensidad del dolor físico. Esto permite adaptar los tratamientos analgésicos y supervisar la respuesta del paciente a los cuidados.

- **Tratamiento del dolor: El** tratamiento del dolor físico implica el uso de analgésicos y técnicas no farmacológicas para aliviar el dolor. Para aliviar el dolor físico pueden utilizarse medicamentos, terapias físicas, masajes y técnicas de relajación.

- **Sufrimiento emocional: El** sufrimiento emocional engloba una serie de emociones negativas como la ansiedad, el miedo, la tristeza, la ira y la desesperación. A diferencia del dolor físico, el sufrimiento emocional está vinculado a los aspectos psicológicos y afectivos de la experiencia del paciente al final de la vida.

- **Evaluar el sufrimiento emocional:** Evaluar el sufrimiento emocional requiere una comunicación abierta y empática entre los profesionales sanitarios y los pacientes. Los pacientes pueden expresar sus emociones, preocupaciones y temores que contribuyen a su sufrimiento emocional.

- **Apoyo psicológico:** Gestionar el sufrimiento emocional implica apoyo psicológico y emocional. Los profesionales sanitarios de cuidados paliativos pueden ofrecer una escucha atenta, consejos, terapias de apoyo e intervenciones para ayudar a los pacientes a afrontar sus emociones.

- **Enfoque** holístico   : Un enfoque holístico reconoce la interconexión entre el dolor físico y el sufrimiento emocional. El alivio eficaz del dolor físico también puede ayudar a reducir el sufrimiento emocional, y viceversa.

- **Comunicación abierta: Los** profesionales sanitarios de cuidados paliativos deben animar a los pacientes a comunicarse abiertamente sobre su dolor físico y sus emociones. Esto ayuda a proporcionar una atención holística y garantiza que se aborden todos los aspectos del sufrimiento.

Distinguir entre el dolor físico y el sufrimiento emocional es esencial para una atención integral y eficaz de los pacientes al final de la vida. Los profesionales sanitarios de cuidados paliativos utilizan su experiencia para evaluar y tratar adecuadamente ambos aspectos, garantizando que los pacientes reciban un alivio eficaz y una gestión integral de sus necesidades físicas y emocionales.

Uso de escalas de evaluación del dolor

La evaluación del dolor es una etapa fundamental en el tratamiento de los pacientes de cuidados paliativos. Las escalas de evaluación del dolor son herramientas clínicas utilizadas para medir la intensidad del dolor que experimentan los pacientes. Permiten a los profesionales sanitarios de cuidados paliativos obtener información objetiva sobre el dolor del paciente, personalizar los tratamientos analgésicos y controlar la eficacia de las intervenciones.

- **Objetivo de la evaluación: Las** escalas de evaluación del dolor pretenden cuantificar el dolor de un paciente con el fin de obtener datos objetivos que orienten las decisiones terapéuticas. Esto permite controlar los cambios del dolor a lo largo del tiempo y ajustar las intervenciones en consecuencia.
- **Tipos de escalas: Existen** varios tipos de escalas de evaluación del dolor, desde simples escalas numéricas hasta escalas verbales o gráficas más detalladas. Se puede pedir a los pacientes que valoren su dolor en una escala de 0 a 10, que elijan palabras para describirlo (como "sin dolor", "dolor leve", "dolor moderado", "dolor intenso") o que indiquen la localización del dolor en un gráfico corporal.
- **Elección adecuada:** La elección de la escala depende de la capacidad y las preferencias del paciente. Las escalas sencillas son más adecuadas para los pacientes que pueden comunicarse verbalmente, mientras que las escalas gráficas pueden ser más apropiadas para los pacientes que tienen dificultades para expresarse verbalmente.
- **Frecuencia de la evaluación:** La evaluación del dolor debe realizarse de forma regular y sistemática. La frecuencia puede variar en función de la situación clínica, pero debe ser suficiente para controlar los cambios en el dolor del paciente.
- **Evaluación continua: Los** profesionales sanitarios de los cuidados paliativos deben mantener una evaluación continua del dolor durante todo el periodo de atención. El dolor puede cambiar con el tratamiento, la progresión de la enfermedad y otros factores.
- **Inclusión de las preferencias del paciente:** Al evaluar el dolor, es importante tener en cuenta las preferencias del paciente en cuanto al tratamiento y la gestión del dolor.

Esto permite adaptar las intervenciones a lo que es más importante para el paciente.

- **Comunicación abierta:** Los profesionales sanitarios de cuidados paliativos deben animar a los pacientes a comunicarse abiertamente sobre su dolor y a utilizar las escalas de evaluación como herramientas para expresar sus sentimientos.
- **Formación del personal:** Los profesionales sanitarios de cuidados paliativos deben recibir formación sobre el uso adecuado de las escalas de evaluación del dolor para garantizar mediciones precisas y fiables.

El uso de escalas de evaluación del dolor en cuidados paliativos mejora la comunicación entre los pacientes y los profesionales sanitarios, lo que permite un tratamiento del dolor más específico y eficaz. Estas escalas también ayudan a individualizar los cuidados adaptando los tratamientos a las necesidades específicas de cada paciente, mejorando así la calidad de vida y el confort al final de la vida.

Enfoques multimodales para el tratamiento del dolor
El tratamiento del dolor en los cuidados paliativos suele basarse en enfoques multimodales, que combinan diferentes intervenciones para lograr un alivio eficaz y completo del dolor. Estos enfoques reconocen que el dolor al final de la vida puede ser complejo y variado, por lo que requiere una combinación de tratamientos para satisfacer las necesidades individuales del paciente.

- **Combinación de terapias: Los** enfoques multimodales implican la combinación de tratamientos farmacológicos y no farmacológicos para abordar diferentes aspectos del dolor. Pueden utilizarse conjuntamente analgésicos, terapias físicas, técnicas de relajación y enfoques psicológicos.
- **Tratamiento personalizado:** Cada paciente reacciona de forma diferente al dolor y a los tratamientos. Los enfoques multimodales permiten adaptar los tratamientos a las necesidades específicas del paciente, centrándose en los aspectos del dolor que más repercuten en su calidad de vida.
- **Alivio más eficaz:** Al combinar varios tratamientos, los enfoques multimodales ofrecen un alivio del dolor más

eficaz al actuar sobre varias vías de transmisión del dolor. Esto puede reducir la necesidad de dosis elevadas de analgésicos y minimizar los efectos secundarios.

- **Reducir los efectos secundarios: Los** tratamientos farmacológicos pueden tener efectos secundarios indeseables. Utilizando un enfoque multimodal, los profesionales sanitarios de cuidados paliativos pueden reducir la dosis de medicación necesaria para aliviar el dolor, minimizando así los efectos secundarios.

- **Enfoques no farmacológicos: Los** enfoques multimodales suelen incluir terapias no farmacológicas como la fisioterapia, la acupuntura, los masajes y las técnicas de relajación. Estos enfoques complementan los analgésicos tradicionales y pueden mejorar el tratamiento del dolor.

- **Apoyo psicológico: El dolor al** final de la vida puede verse exacerbado por factores emocionales y psicológicos. Los enfoques multimodales incorporan estrategias de apoyo psicológico para ayudar a los pacientes a afrontar sus emociones y reducir su percepción del dolor.

- **Gestión de los efectos secundarios:** Algunos tratamientos farmacológicos pueden causar efectos secundarios que afectan a la calidad de vida del paciente. Los enfoques multimodales incluyen intervenciones para gestionar estos efectos secundarios, garantizando que los pacientes se beneficien del alivio del dolor sin afectar negativamente a otros aspectos de su salud.

- **Colaboración interdisciplinar: Los** enfoques multimodales suelen requerir la colaboración de un equipo interdisciplinar de profesionales sanitarios. Médicos, enfermeras, fisioterapeutas y otros especialistas colaboran para crear un plan de tratamiento integral.

El uso de enfoques multimodales para el tratamiento del dolor en cuidados paliativos permite ofrecer un alivio más completo y eficaz a los pacientes al final de la vida. Al combinar diversos tratamientos, estos enfoques tienen en cuenta la complejidad del dolor y contribuyen a mejorar la calidad de vida y el confort de los pacientes, al tiempo que minimizan los efectos secundarios indeseables.

Comunicación sensible y empática

La importancia de la escucha activa y la comunicación abierta

La escucha activa y la comunicación abierta son habilidades fundamentales en los cuidados paliativos, ya que crean un entorno de confianza y comprensión entre los profesionales sanitarios, los pacientes y sus familias. Estos elementos desempeñan un papel crucial a la hora de proporcionar una atención de calidad y atender las necesidades emocionales y psicológicas de los pacientes al final de la vida.

- **Establecer un vínculo de confianza: La** escucha activa y la comunicación abierta ayudan a establecer un vínculo de confianza entre los profesionales sanitarios y los pacientes. Los pacientes están más dispuestos a compartir sus preocupaciones, miedos y necesidades cuando el profesional sanitario demuestra una escucha atenta.
- **Comprender las necesidades: La** escucha activa implica no sólo oír las palabras del paciente, sino también comprender el mensaje emocional que hay detrás de esas palabras. Esto permite a los profesionales sanitarios de cuidados paliativos comprender mejor las necesidades y expectativas del paciente.
- **Reconocer las emociones:** Los pacientes al final de la vida pueden experimentar una serie de emociones complejas. La comunicación abierta permite a los pacientes expresar sus emociones, mientras que la escucha activa ayuda a los profesionales sanitarios a responder con empatía y sensibilidad.
- **Toma de decisiones informada**: La escucha activa y la comunicación abierta proporcionan a los pacientes y a sus familias la información que necesitan para tomar decisiones informadas sobre su tratamiento y cuidados. Los pacientes están más capacitados para tomar decisiones acordes con sus valores y preferencias.
- **Apoyo emocional:** Los pacientes al final de la vida necesitan apoyo emocional. La escucha activa y la comunicación abierta permiten a los profesionales sanitarios proporcionar un apoyo empático y compasivo, ayudando a los pacientes a afrontar sus emociones.

- **Participación activa:** Los pacientes deben sentirse implicados en su atención. La escucha activa y la comunicación abierta promueven la participación activa, animando a los pacientes a hacer preguntas, expresar sus preocupaciones y tomar decisiones sobre su atención.
- **Reducción de la ansiedad:** Cuando los pacientes se sienten escuchados y comprendidos, su ansiedad puede reducirse. La comunicación abierta tranquiliza a los pacientes y a sus familias, ayudándoles a comprender mejor lo que ocurre y a sentir que tienen el control.
- **Diálogo con las familias:** Las familias suelen desempeñar un papel crucial en los cuidados paliativos. La escucha activa y la comunicación abierta incluyen a las familias en el diálogo, permitiéndoles compartir sus preocupaciones y participar en la toma de decisiones.

La escucha activa y la comunicación abierta son habilidades esenciales que humanizan los cuidados paliativos. Crean un entorno respetuoso y cálido en el que los pacientes y sus familias pueden expresarse libremente y en el que los profesionales sanitarios pueden proporcionar una atención adaptada, empática y centrada en las necesidades del paciente.

Abordar las preguntas y preocupaciones difíciles del paciente

Abordar cuestiones difíciles y preocupaciones de los pacientes en cuidados paliativos requiere una comunicación sensible, empática y respetuosa. Los pacientes al final de la vida pueden tener preocupaciones complejas y emocionales, y los profesionales sanitarios de cuidados paliativos deben estar preparados para abordarlas de una forma que ofrezca el apoyo adecuado.

- **Crear un espacio seguro:** Antes de abordar temas difíciles, es importante crear un espacio en el que el paciente se sienta cómodo para hablar abiertamente. Esto implica establecer una relación de confianza y escuchar atentamente.
- **Utilizar un lenguaje accesible: Los** profesionales sanitarios de cuidados paliativos deben utilizar un lenguaje sencillo y comprensible para explicar los conceptos médicos y las opciones de tratamiento. Esto permite a los

pacientes comprender plenamente su situación y las opciones de que disponen.

- **Haga preguntas abiertas: Las preguntas abiertas** animan a los pacientes a compartir sus pensamientos y emociones. En lugar de hacer preguntas que requieran un simple "sí" o "no" por respuesta, los profesionales sanitarios pueden pedir detalles y explicaciones para comprender mejor las preocupaciones del paciente.
- **Escucha activa:** Cuando los pacientes expresan sus preocupaciones, la escucha activa es esencial. Esto significa no sólo oír las palabras del paciente, sino también comprender el contexto emocional y los matices que hay detrás de ellas.
- **Empatía y validación:** Las preocupaciones de los pacientes deben ser validadas y reconocidas. Los profesionales sanitarios pueden expresar empatía reconociendo las emociones de los pacientes y mostrando que comprenden los retos a los que se enfrentan.
- **Responda con sinceridad: La** honestidad es esencial cuando se tratan temas difíciles. Los profesionales sanitarios deben proporcionar información precisa y transparente sin dejar de ser compasivos y sensibles.
- **Ofrezca opciones:** Cuando se discuten cuestiones difíciles, puede ser útil ofrecer opciones y discutir los pros y los contras de cada elección. Esto permite al paciente tomar decisiones con conocimiento de causa.
- **Seguir la iniciativa del paciente:** A veces los pacientes pueden no estar preparados para abordar ciertos temas inmediatamente. Los profesionales sanitarios de cuidados paliativos deben seguir la iniciativa del paciente y estar preparados para abordar sus preocupaciones cuando el paciente se sienta preparado.
- **Apoyo emocional:** Hablar de temas difíciles puede desencadenar emociones fuertes. Los profesionales sanitarios deben proporcionar apoyo emocional ofreciendo un oído comprensivo y remitiendo al paciente a recursos de apoyo adicionales si es necesario.
- **Respetar las creencias y los valores:** Cuando surgen cuestiones difíciles sobre las creencias religiosas, culturales o personales de un paciente, es importante respetarlas y tenerlas en cuenta en la discusión.

Abordar los temas difíciles y las preocupaciones de los pacientes requiere un enfoque sensible e individualizado. Utilizando habilidades de comunicación eficaces y ofreciendo apoyo emocional, los profesionales sanitarios de cuidados paliativos pueden ayudar a los pacientes a expresar sus preocupaciones, tomar decisiones informadas y sentirse apoyados a lo largo de su viaje al final de la vida.

Crear un espacio para las expresiones emocionales de los pacientes

Los pacientes de cuidados paliativos pueden experimentar una compleja gama de emociones cuando se enfrentan al final de sus vidas. Crear un espacio seguro y abierto para que los pacientes expresen sus emociones es un componente esencial de los cuidados paliativos. Esto permite a los pacientes encontrar apoyo emocional, gestionar sus emociones y mantener su bienestar psicológico.

- **Escucha empática: Los** profesionales sanitarios de cuidados paliativos deben ofrecer una escucha empática a los pacientes que deseen expresar sus emociones. Esto significa estar mental y emocionalmente presente, demostrando que comprende y se preocupa por cómo se sienten.
- **No juzgar:** Cuando los pacientes expresan sus emociones, es importante crear un entorno sin prejuicios. Los pacientes necesitan sentirse seguros para compartir sus sentimientos, aunque sean complejos o contradictorios.
- **Validación de las emociones :** Las emociones de los pacientes necesitan ser validadas. Los profesionales sanitarios pueden expresar su comprensión diciendo cosas como "Comprendo que esto debe de ser muy difícil para usted" o "Es normal sentirse como se siente".
- **Utilice el estímulo:** Anime activamente a los pacientes a expresar cómo se sienten. Haga preguntas abiertas como "¿Cómo se siente por todo esto?" o "¿Hay alguna emoción específica que le gustaría compartir?".
- **Aceptar el silencio:** A veces los pacientes pueden sentir la necesidad de permanecer en silencio durante un rato. Respete estos momentos de silencio y no se sienta obligado a llenarlos con palabras.

- **Respetar la elección del paciente:** Algunos pacientes pueden preferir no compartir sus emociones verbalmente. Respete sus elecciones animándoles a expresar sus sentimientos de la forma que más les convenga, ya sea a través del arte, la escritura u otras formas de expresión.
- **Evitar las soluciones inmediatas:** Cuando los pacientes expresan emociones, no siempre es necesario proponer soluciones de inmediato. A veces basta con escucharles y apoyarles en sus sentimientos.
- **Practique la paciencia:** A algunos pacientes puede resultarles difícil expresar sus emociones debido al miedo, la confusión o la tristeza. Practique la paciencia y deles tiempo para encontrar las palabras para expresar sus sentimientos.
- **Derivación a recursos:** Si las emociones del paciente parecen abrumadoras, los profesionales sanitarios de cuidados paliativos pueden derivar a los pacientes a recursos de apoyo adicionales, como consejeros, terapeutas o grupos de apoyo.

Crear un espacio para las expresiones emocionales de los pacientes es un elemento clave de los cuidados paliativos centrados en el paciente. Permite a los pacientes encontrar apoyo emocional y sentirse escuchados y comprendidos. Al ofrecer una presencia compasiva y fomentar una comunicación abierta, los profesionales sanitarios de cuidados paliativos contribuyen al bienestar emocional y psicológico de los pacientes al final de la vida.

Respeto por la dignidad y la autonomía del paciente

Consentimiento informado y participación activa del paciente

El consentimiento informado y la participación activa del paciente son principios esenciales de los cuidados paliativos. Garantizan que los pacientes estén plenamente informados sobre su situación médica, las opciones de tratamiento y sus derechos, y que desempeñen un papel activo en la toma de decisiones sobre sus cuidados al final de la vida.

- **Información completa: El** consentimiento informado comienza con el suministro de información completa y comprensible sobre la enfermedad, los posibles tratamientos, los beneficios y riesgos asociados y las posibles consecuencias. Esto permite al paciente tomar decisiones con conocimiento de causa.
- **Lenguaje accesible: Los** profesionales sanitarios de los cuidados paliativos deben utilizar un lenguaje claro y accesible para explicar los conceptos médicos. Los pacientes deben ser capaces de comprender la información y las opciones que se les presentan.
- **Respeto de las decisiones de los pacientes:** Los pacientes tienen derecho a rechazar o elegir determinados tratamientos. Los profesionales sanitarios deben respetar las decisiones de los pacientes, incluso si difieren de sus recomendaciones, siempre que estas decisiones se tomen con pleno conocimiento de causa.
- **Participación del paciente : La** participación activa del paciente significa implicarle en el proceso de toma de decisiones. Hay que animar a los pacientes a que hagan preguntas, expresen sus preocupaciones y compartan sus preferencias.
- **Discusión de los objetivos:** Los profesionales sanitarios de cuidados paliativos deben discutir con los pacientes sus objetivos de cuidados. Esto puede incluir dar prioridad a la comodidad, la calidad de vida y las opciones de tratamiento según las preferencias del paciente.
- **Decisiones progresivas:** Algunas decisiones en cuidados paliativos pueden ser progresivas y requerir ajustes a medida que avanza la enfermedad. Debe informarse a los pacientes de la posibilidad de revisar sus decisiones a lo largo del tiempo.
- **Respeto por los valores y creencias: Las** decisiones de los pacientes deben tener en cuenta sus valores, creencias y preferencias personales. Los profesionales sanitarios deben ser sensibles a la diversidad cultural y religiosa de los pacientes.
- **Consentimiento informado: El** consentimiento informado requiere que el paciente comprenda la información proporcionada y tome una decisión con pleno conocimiento de causa. Esto puede requerir tiempo y varias conversaciones para aclarar los puntos y responder a las preguntas.

- **Documentación:** Las decisiones tomadas en colaboración con el paciente deben documentarse con precisión en la historia clínica. Esto garantiza que las decisiones se respeten y se comuniquen a los miembros del equipo asistencial.
- **Apoyo familiar:** Implicar a la familia en el proceso de toma de decisiones puede ser importante, sobre todo cuando el paciente tiene dificultades para comunicarse o comprender plenamente la información.

El consentimiento informado y la participación activa del paciente son aspectos fundamentales de los cuidados paliativos centrados en el paciente. Garantizan que los pacientes sean respetados como socios en su propio cuidado, promueven la toma de decisiones compartida y permiten a los pacientes vivir el final de su vida de acuerdo con sus deseos y valores.

Respetar las decisiones de los pacientes al final de la vida

El respeto a las decisiones de los pacientes al final de su vida es el núcleo de la filosofía de los cuidados paliativos. Los pacientes al final de la vida tienen derecho a tomar decisiones informadas sobre cómo desean ser tratados y cuidados a medida que se acercan al final de sus vidas. Respetar estas elecciones garantiza que los pacientes mantengan su dignidad, autonomía y control sobre sus cuidados.

- **Planificación anticipada de cuidados: La** planificación anticipada de cuidados permite a los pacientes pensar y documentar por adelantado sus preferencias para el final de la vida. Puede incluir decisiones sobre reanimación, nutrición e hidratación artificiales, cuidados paliativos y otros tratamientos médicos.
- **Directivas anticipadas : Las voluntades** anticipadas son documentos escritos que expresan los deseos de un paciente respecto a los cuidados al final de su vida. Los profesionales de cuidados paliativos deben respetar estas voluntades anticipadas y utilizarlas para orientar las decisiones terapéuticas.
- **Elección del lugar de la muerte:** Los pacientes tienen derecho a elegir dónde desean pasar sus últimos momentos, ya sea en casa, en un hospicio o en el hospital. Los profesionales sanitarios deben trabajar para adaptarse a estas preferencias en la medida de lo posible.

- **Alivio del dolor:** Si un paciente expresa su deseo de no recibir tratamientos agresivos al final de la vida, los profesionales sanitarios de cuidados paliativos deben centrarse en aliviar el dolor y el sufrimiento, respetando las decisiones del paciente.
- **Dignidad y comodidad: El** respeto por las decisiones del paciente al final de su vida garantiza que los cuidados se centren en mantener la dignidad, la comodidad y la calidad de vida. Esto puede incluir el tratamiento de los síntomas, la presencia de familiares y amigos y una atención compasiva.
- **Comunicación y escucha:** Los profesionales sanitarios de cuidados paliativos deben comunicarse abiertamente con los pacientes sobre sus deseos y preferencias al final de la vida. También deben escuchar atentamente para asegurarse de que comprenden las elecciones del paciente.
- **Apoyo a la familia:** Las decisiones de un paciente al final de su vida también pueden repercutir en su familia y seres queridos. Los profesionales sanitarios deben ofrecer apoyo emocional y educativo a la familia para ayudarles a comprender y respetar las decisiones del paciente.
- **Reevaluación continua: Las opciones** al final de la vida pueden evolucionar a medida que cambia la situación del paciente. Los profesionales de cuidados paliativos deben reevaluar periódicamente las elecciones del paciente y adaptarse en consecuencia.
- **Integración de la cultura y la religión: Las** creencias culturales y religiosas pueden influir en las decisiones del paciente al final de su vida. Los profesionales sanitarios deben respetar y tener en cuenta estos aspectos a la hora de tomar decisiones.

Respetar las decisiones de los pacientes al final de su vida garantiza que su dignidad, sus deseos y sus valores estén en el centro de su atención. Los profesionales sanitarios de cuidados paliativos desempeñan un papel crucial a la hora de garantizar que los pacientes puedan tomar decisiones informadas y que estas decisiones se respeten con sensibilidad y respeto.

Prevenir la intrusión en la intimidad y los valores de los pacientes

En los cuidados paliativos, el respeto a la intimidad, los valores y la dignidad del paciente es de vital importancia. Los profesionales sanitarios deben ser conscientes de lo delicado de la situación y esforzarse por evitar cualquier intrusión no deseada en la intimidad y los valores del paciente al final de la vida.

- **Comunicación respetuosa:** Los profesionales sanitarios de los cuidados paliativos deben adoptar un enfoque respetuoso y sensible de la comunicación con los pacientes y sus familias. Esto significa escuchar activamente, hacer preguntas con sensibilidad y evitar la comunicación intrusiva.

- **Límites del intercambio de información :** La información médica y personal del paciente sólo debe compartirse con aquellos miembros del equipo sanitario que la necesiten para tratar al paciente. Los profesionales sanitarios deben evitar revelar información sin consentimiento.

- **Confidencialidad de las conversaciones:** Las conversaciones sobre la enfermedad, el tratamiento y las opciones al final de la vida deben tener lugar en espacios privados donde los pacientes y sus familias se sientan cómodos expresándose con total confianza.

- **Consentimiento para las visitas:** Las visitas de profesionales sanitarios, familiares o amigos deben coordinarse según las preferencias del paciente. Los profesionales sanitarios deben obtener el consentimiento del paciente antes de permitir el acceso a su habitación.

- **Respeto de los rituales y creencias:** Los pacientes pueden tener rituales religiosos, culturales o personales que son importantes para ellos al final de la vida. Los profesionales sanitarios deben respetar estas prácticas y abstenerse de intervenir de forma no solicitada.

- **Respetar los límites:** Los pacientes pueden tener límites físicos, emocionales o psicológicos sobre lo que están dispuestos a compartir o discutir. Los profesionales sanitarios deben respetar estos límites y no insistir en la información.

- **Uso de la tecnología :** Las tecnologías de la comunicación, como los dispositivos móviles, deben utilizarse con discreción y respeto. Los profesionales sanitarios deben pedir permiso antes de tomar fotografías o grabar conversaciones.

- **Inclusividad:** Los profesionales sanitarios deben ser conscientes de la diversidad de valores y creencias culturales y religiosas. Deben evitar imponer sus propias creencias y respetar las del paciente.
- **Debriefings y evaluaciones:** El equipo de cuidados paliativos puede organizar debriefings periódicos para debatir situaciones e interacciones delicadas con los pacientes. Esto permite ajustar los enfoques para evitar la intrusión en la intimidad y los valores del paciente.

El respeto por la intimidad y los valores del paciente es un elemento esencial de los cuidados paliativos centrados en el paciente. Los profesionales sanitarios de cuidados paliativos desempeñan un papel crucial en la creación de un entorno en el que los pacientes se sientan respetados, escuchados y en control de sus propias decisiones y de su intimidad al final de la vida.

Capítulo 3

Evaluación y planificación Cuidados paliativos

Evaluación inicial del paciente en cuidados paliativos

Colección completa de historia médica y social

Recopilar un historial médico y social completo del paciente de cuidados paliativos es un paso fundamental para garantizar una atención personalizada y de alta calidad. Esto implica recopilar no sólo información médica, sino también detalles sobre la vida del paciente, sus preferencias, relaciones y necesidades específicas. Una historia médica y social bien elaborada permite a los profesionales sanitarios de cuidados paliativos comprender mejor al paciente en su totalidad y proporcionarle una atención que satisfaga sus necesidades físicas, psicológicas y sociales.

- **Historial médico: La** recopilación del historial médico de un paciente incluye información sobre enfermedades pasadas, diagnósticos actuales, tratamientos anteriores, alergias y los resultados de los exámenes médicos. Esto ayuda a comprender el historial médico del paciente.
- **Progresión de la enfermedad:** Comprender cómo ha evolucionado la enfermedad a lo largo del tiempo es crucial para identificar las necesidades actuales del paciente y planificar los cuidados futuros. Esto incluye los hitos clave, los síntomas experimentados y los tratamientos anteriores.
- **Tratamientos en curso:** Los tratamientos médicos en curso, como fármacos, terapias e intervenciones, deben documentarse con precisión para garantizar la continuidad y ajustar los cuidados paliativos en consecuencia.
- **Preferencias de tratamiento:** Comprender las preferencias de tratamiento de los pacientes, incluidas sus limitaciones y prioridades, ayuda a garantizar que los cuidados paliativos se ajustan a sus deseos.
- **Historia social:** Recopilar información sobre la vida social del paciente, como su familia, amigos, intereses, valores y actividades, ayuda a comprender lo que es importante para él y a crear un enfoque de la atención centrado en la persona.
- **Red de apoyo:** Identificar a los miembros de la red de apoyo del paciente, como la familia, los amigos y los parientes, permite a los profesionales sanitarios trabajar con ellos para proporcionar una atención holística.

- **Situación vital:** Comprender dónde vive el paciente, cuáles son sus condiciones de vida y si necesita asistencia domiciliaria u otros ajustes en su entorno es crucial para garantizar su comodidad y seguridad.
- **Necesidades psicológicas:** Recopilar información sobre las necesidades emocionales, preocupaciones, ansiedades y objetivos psicológicos del paciente permite a los profesionales sanitarios proporcionarle el apoyo adecuado.
- **Preferencias culturales y religiosas:** Conocer las preferencias culturales y religiosas de un paciente significa que la atención y la comunicación pueden adaptarse para respetar sus creencias y prácticas.
- **Planes de cuidados anteriores:** Examinar los planes de cuidados anteriores del paciente y sus opciones médicas nos ayuda a comprender mejor su trayectoria asistencial y a adaptarnos a los cambios.

Recopilar un historial médico y social completo del paciente de cuidados paliativos garantiza que la atención sea individualizada y se centre en las necesidades del paciente en su totalidad. Esto permite a los profesionales sanitarios de cuidados paliativos diseñar planes de cuidados a medida y proporcionar un apoyo holístico a lo largo del viaje del paciente al final de su vida.

Evaluación de la calidad de vida actual y de los síntomas
La evaluación de la calidad de vida actual y de los síntomas es una parte central de los cuidados paliativos. Esta etapa permite a los profesionales sanitarios conocer en profundidad la situación, el sufrimiento y las necesidades del paciente, de modo que puedan poner en marcha intervenciones específicas para mejorar su calidad de vida.

- **Evaluación de la calidad de vida: La** calidad de vida de los pacientes al final de la vida no consiste sólo en controlar los síntomas físicos. También abarca aspectos emocionales, sociales y psicológicos. Los profesionales sanitarios deben discutir las preferencias, expectativas y objetivos de calidad de vida del paciente.
- **Evaluación de los síntomas físicos: Los** profesionales sanitarios deben evaluar con precisión los síntomas físicos del paciente, como el dolor, las náuseas, la fatiga, la disnea y otros síntomas asociados a su enfermedad. Esto

permite prescribir tratamientos eficaces para aliviar el sufrimiento.

- **Uso de escalas de valoración: Las** escalas de valoración del dolor, la fatiga, la depresión y otros síntomas son herramientas importantes para cuantificar la intensidad de los síntomas y controlar los cambios a lo largo del tiempo. Esto permite tomar decisiones basadas en datos objetivos.

- **Evaluación de los síntomas emocionales:** También deben evaluarse los síntomas emocionales, como la ansiedad, la depresión, el miedo y la angustia psicológica. Los profesionales sanitarios deben tener en cuenta el impacto psicológico de la enfermedad y del proceso del final de la vida en el paciente.

- **Evaluación de los síntomas sociales:** Deben tenerse en cuenta los problemas y necesidades sociales del paciente, como las relaciones familiares, el apoyo social, el aislamiento y las preocupaciones económicas.

- **Entrevistas regulares:** La evaluación de los síntomas y la calidad de vida debe ser continua y regular, ya que la situación del paciente puede cambiar rápidamente. Las entrevistas permiten ajustar los cuidados a las necesidades cambiantes.

- **Objetivos del tratamiento : Los objetivos del tratamiento del** paciente deben estar alineados con el control de sus síntomas y la mejora de su calidad de vida. Los profesionales sanitarios deben discutir con el paciente las opciones de tratamiento y sus pros y contras asociados.

- **Enfoque holístico:** Los síntomas y la calidad de vida deben evaluarse desde una perspectiva holística, teniendo en cuenta las múltiples facetas del bienestar del paciente.

- **Implicación del paciente: Los profesionales** sanitarios deben implicar activamente a los pacientes en la evaluación de sus síntomas y su calidad de vida. La comunicación abierta y la toma de decisiones compartida refuerzan la colaboración entre el paciente y el profesional sanitario.

Evaluar la calidad de vida actual y los síntomas es un elemento clave de los cuidados paliativos. Orienta las decisiones terapéuticas, alivia el sufrimiento y mejora la calidad de vida de los pacientes al final de la vida. Al adaptar la atención a las necesidades individuales del paciente, los profesionales sanitarios de cuidados paliativos promueven un enfoque holístico y personalizado.

Identificación de las preferencias y objetivos de atención del paciente

Identificar las preferencias y los objetivos de cuidados del paciente es un paso crucial en los cuidados paliativos. Esto implica trabajar en colaboración con el paciente para comprender sus deseos, necesidades y prioridades al final de la vida. Esto ayuda a personalizar los cuidados, a tomar decisiones informadas sobre el tratamiento y a garantizar que se respeten las elecciones del paciente.

- **Discusiones abiertas:** Los profesionales sanitarios de cuidados paliativos deben entablar conversaciones abiertas y sinceras con el paciente para descubrir sus preferencias y objetivos. Esto puede incluir conversaciones sobre las prioridades, los tratamientos aceptables y los límites del tratamiento.
- **Preferencias de tratamiento: Es** esencial comprender las preferencias de tratamiento del paciente, como las opciones médicas que desea seguir o evitar. Estas preferencias guían las decisiones de tratamiento respetando los valores del paciente.
- **Calidad de vida:** Los profesionales sanitarios deben discutir la visión que tiene el paciente de la calidad de vida. Esto les permite definir objetivos asistenciales dirigidos a mejorar o mantener su calidad de vida de acuerdo con sus prioridades.
- **Límites del tratamiento:** Identificar los límites del tratamiento es crucial para evitar cualquier intervención médica indeseable o innecesaria. El paciente puede expresar sus límites en términos de reanimación, ventilación artificial, alimentación artificial, etc.
- **Objetivos de comodidad:** Los objetivos de la atención al paciente pueden centrarse en el alivio del dolor, el tratamiento de los síntomas y la comodidad más que en una curación agresiva. Los profesionales sanitarios deben adaptar los cuidados en consecuencia.
- **Preferencias sobre el lugar de la muerte:** Los pacientes suelen tener preferencias sobre el lugar en el que desean

pasar sus últimos momentos. Estas preferencias deben respetarse y tenerse en cuenta a la hora de planificar los cuidados.

- **Comunicación continua:** Las preferencias y los objetivos de los cuidados pueden cambiar con el tiempo. Los profesionales sanitarios deben mantener una comunicación continua para garantizar que los cuidados sigan estando en consonancia con los deseos del paciente.

- **Implicación de la familia:** Implicar a la familia del paciente en las discusiones sobre las preferencias y los objetivos de los cuidados puede ayudar a garantizar que las decisiones sean bien comprendidas y apoyadas.

- **Documentar las decisiones: Las** preferencias y objetivos de atención del paciente deben estar claramente documentados en su historial médico. Esto garantiza que las decisiones del paciente sean respetadas por todo el equipo asistencial.

Identificar las preferencias y los objetivos asistenciales del paciente fomenta un enfoque de los cuidados al final de la vida centrado en la persona. Al respetar las elecciones del paciente y entablar una comunicación abierta, los profesionales sanitarios de cuidados paliativos garantizan que la atención se ajuste a las necesidades, valores y deseos individuales del paciente.

Elaborar un plan de cuidados personalizado

Integración de las necesidades y preocupaciones de los pacientes

Integrar las necesidades y preocupaciones del paciente es un componente esencial de los cuidados paliativos. Implica recabar información del paciente y de su familia y, a continuación, diseñar un plan de cuidados integral que aborde sus necesidades físicas, emocionales, sociales y espirituales. La integración satisfactoria de estas necesidades garantiza que los cuidados sean personalizados y estén centrados en el paciente al final de la vida.

- **Enfoque holístico: Las** necesidades del paciente al final de la vida no se limitan a sus síntomas físicos. Los profesionales de los cuidados paliativos deben adoptar un enfoque holístico que tenga en cuenta todos los aspectos de la vida del paciente, incluidas las emociones, las relaciones, los valores y las preocupaciones.

- **Plan de cuidados personalizado:** Utilizando la información recopilada durante la evaluación, los profesionales sanitarios de cuidados paliativos deben trabajar con el paciente para desarrollar un plan de cuidados personalizado. Este plan debe reflejar los objetivos, preferencias y prioridades de tratamiento del paciente.
- **Alivio del dolor: La** necesidad de aliviar el dolor y el sufrimiento es el núcleo de los cuidados paliativos. El plan de cuidados debe incluir estrategias para gestionar eficazmente los síntomas físicos y emocionales.
- **Manejo de los síntomas:** Basándose en la evaluación de los síntomas, el plan de cuidados debe incluir enfoques específicos para el manejo de cada síntoma, utilizando tratamientos farmacológicos y no farmacológicos.
- **Apoyo psicológico:** Si el paciente expresa necesidades emocionales y psicológicas, el plan de cuidados debe incluir intervenciones para proporcionarle el apoyo adecuado, como terapia de apoyo, mediación y asesoramiento.
- **Tener en cuenta las preferencias:** El plan de cuidados debe reflejar las preferencias y elecciones del paciente respecto al tratamiento, incluidos los límites del mismo y los objetivos de calidad de vida.
- **Comunicación:** El plan de cuidados debe incluir directrices para mantener una comunicación abierta y regular entre el paciente, su familia y el equipo asistencial. Esto garantiza que se sigan atendiendo las necesidades a lo largo del tiempo.
- **Apoyo familiar:** Las necesidades y preocupaciones de la familia del paciente también deben tenerse en cuenta en el plan de cuidados. Esto puede incluir apoyo emocional, información sobre los cuidados y la planificación del final de la vida.
- **Adaptación continua:** El plan de cuidados debe ser flexible y capaz de adaptarse a los cambios en el estado del paciente y a la evolución de sus necesidades. Deben hacerse ajustes regulares a medida que evolucione la situación.

Integrar con éxito las necesidades y preocupaciones del paciente en el plan de cuidados garantiza un enfoque personalizado y respetuoso al final de la vida. Al situar al paciente en el centro de la toma de decisiones y abordar sus necesidades en su conjunto, los profesionales sanitarios de cuidados paliativos promueven una experiencia del final de la vida cómoda, digna y centrada en la persona.

Colaboración interdisciplinar para la planificación

La colaboración interdisciplinar desempeña un papel esencial en la planificación de los cuidados paliativos. La atención integral y holística del paciente al final de la vida requiere un equipo de profesionales sanitarios que trabajen juntos para satisfacer sus complejas necesidades. La colaboración interdisciplinar garantiza que los cuidados estén bien coordinados, sean integrales y estén centrados en el paciente.

- **Equipo de cuidados paliativos:** El equipo de cuidados paliativos está formado por profesionales sanitarios de distintas disciplinas, como médicos, enfermeras, trabajadores sociales, psicólogos, asesores espirituales y otros expertos. Cada uno aporta su propia experiencia para proporcionar una atención integral.
- **Reuniones de equipo:** Los profesionales del equipo de cuidados paliativos deben reunirse periódicamente para discutir la situación del paciente, compartir información, evaluar las necesidades y ajustar el plan de cuidados en consecuencia.
- **Compartir la información:** Los miembros del equipo deben compartir eficazmente la información relevante del paciente, incluidos los resultados de la evaluación, los objetivos de la atención, las preferencias y las limitaciones. Esto garantiza una atención coordinada.
- **Planificación colaborativa: La** planificación de los cuidados debe ser colaborativa, implicando a todos los miembros del equipo interdisciplinar. Cada miembro aporta su experiencia para crear un plan de cuidados global.
- **Asignación de funciones:** Cada profesional del equipo de cuidados paliativos debe tener funciones y responsabilidades claras en la aplicación del plan de cuidados. Esto evita la duplicación y garantiza un enfoque organizado.

- **Comunicación transparente: La comunicación transparente** entre los miembros del equipo es esencial para evitar malentendidos y garantizar una atención fluida al paciente.
- **Formación continua:** Los miembros del equipo deben mantenerse al día de los últimos avances en sus respectivos campos para ofrecer los cuidados más actualizados y las mejores prácticas.
- **Satisfacer múltiples necesidades:** Los pacientes de cuidados paliativos suelen tener necesidades complejas que abarcan aspectos médicos, emocionales, psicológicos y espirituales. La colaboración interdisciplinar permite satisfacer todas estas necesidades.
- **Toma de decisiones compartida:** Los miembros del equipo de cuidados paliativos deben colaborar estrechamente con el paciente y su familia para tomar decisiones informadas sobre el tratamiento que respeten las elecciones del paciente.
- **Flexibilidad y adaptabilidad: La** situación de un paciente puede cambiar rápidamente al final de la vida. El equipo de cuidados paliativos debe estar preparado para ajustar el plan de cuidados a las necesidades cambiantes.

La colaboración interdisciplinar es la piedra angular de unos cuidados paliativos de calidad. Trabajando juntos, los profesionales sanitarios pueden ofrecer una atención coherente, integral y holística que mejore la calidad de vida de los pacientes al final de la vida y apoye su dignidad y bienestar.

Planificación a corto y largo plazo

La planificación a corto y largo plazo es un enfoque esencial en los cuidados paliativos. Su objetivo es anticiparse a las necesidades del paciente tanto a corto plazo, para gestionar los síntomas y problemas actuales, como a largo plazo, para prever la posible evolución y los ajustes necesarios. Este enfoque proactivo garantiza la continuidad de los cuidados y una gestión holística a lo largo de toda la trayectoria del paciente al final de la vida.

Planificación a corto plazo :
- **Gestión de los síntomas: La** planificación a corto plazo se centra en la gestión eficaz de los síntomas actuales del

paciente. Los profesionales sanitarios trabajan para aliviar el dolor, la disnea, las náuseas y otros síntomas molestos.

- **Respuesta rápida:** Las necesidades urgentes del paciente se identifican y tratan con rapidez. Esto puede incluir ajustes de la medicación, intervenciones médicas o estrategias para mejorar el confort.
- **Apoyo emocional: En** caso de angustia emocional o psicológica aguda, se ponen en marcha intervenciones de apoyo para ayudar a los pacientes a hacer frente a sus emociones.
- **Comunicación regular: La** comunicación regular entre el paciente, su familia y el equipo asistencial permite supervisar los progresos, ajustar los cuidados a medida que evoluciona la situación y abordar las preocupaciones inmediatas.

Planificación a largo plazo :

- **Predecir el futuro:** Los profesionales sanitarios de cuidados paliativos trabajan con el paciente y su familia para prever la posible evolución de su estado de salud. Esto ayuda a prever las necesidades futuras.
- **Planificación del final de la vida:** Si el paciente expresa su deseo de planificar los aspectos prácticos de su final de vida, como los cuidados paliativos, el lugar de defunción y los preparativos del funeral, se habla de ello y se documenta.
- **Gestionar el cambio:** La situación de un paciente puede cambiar rápidamente. La planificación a largo plazo tiene en cuenta estos cambios y prevé posibles ajustes en el plan de cuidados.
- **Plan de cuidados evolutivo:** El plan de cuidados a largo plazo es evolutivo y flexible para satisfacer las nuevas necesidades que vayan surgiendo con el tiempo.
- **Voluntades anticipadas:** Si el paciente expresa deseos específicos sobre el tratamiento al final de la vida, como el rechazo de la reanimación cardiopulmonar, estos deseos se respetan y documentan.
- **Apoyo continuo: Los** profesionales sanitarios ofrecen apoyo continuo a los pacientes y sus familias, proporcionándoles información y respondiendo a sus preguntas sobre las distintas etapas del final de la vida.

La planificación a corto y largo plazo garantiza que los cuidados paliativos se adapten a las necesidades cambiantes del paciente al final de la vida. Al tener en cuenta tanto los problemas actuales como los retos futuros, los profesionales sanitarios de cuidados paliativos garantizan una atención integral, proactiva y centrada en el paciente.

Gestión de síntomas y problemas médicos

Abordajes farmacológicos y no farmacológicos de los síntomas

El tratamiento de los síntomas en los cuidados paliativos requiere un enfoque multidimensional que combine intervenciones farmacológicas y no farmacológicas. Este enfoque holístico pretende aliviar el sufrimiento de los pacientes al final de la vida utilizando una variedad de enfoques adaptados a sus necesidades específicas.

Enfoques farmacológicos :
- **Tratamiento del dolor:** Los analgésicos, como los opiáceos y los antiinflamatorios no esteroideos, se utilizan habitualmente para aliviar el dolor. La titulación es esencial para ajustar las dosis y optimizar el alivio al tiempo que se minimizan los efectos secundarios.
- **Control de los síntomas respiratorios:** En caso de disnea (dificultad para respirar), pueden prescribirse broncodilatadores, opiáceos y otros fármacos para mejorar la respiración del paciente.
- **Gestión de las náuseas y los vómitos:** Los antieméticos se utilizan para controlar las náuseas y los vómitos. La elección de la medicación depende de la causa subyacente y de las preferencias del paciente.
- **Alivio de la ansiedad:** Pueden recetarse benzodiacepinas para aliviar la ansiedad y la agitación de los pacientes. Sin embargo, su uso debe ser prudente para evitar una sedación excesiva.
- **Tratamiento de la depresión:** Pueden recomendarse antidepresivos para tratar la depresión que puede producirse al final de la vida. La elección del medicamento dependerá de la situación del paciente.

Enfoques no farmacológicos :
- **Terapias complementarias:** Enfoques como la acupuntura, la masoterapia, la reflexología y la

musicoterapia pueden ofrecer un alivio sintomático como complemento a los tratamientos farmacológicos.

- **Terapia de apoyo: La** psicoterapia, la terapia de grupo y la terapia familiar pueden ayudar a los pacientes a afrontar sus emociones, reducir la ansiedad y mejorar su bienestar psicológico.
- **Terapias físicas:** La fisioterapia puede ayudar a mantener la movilidad y prevenir las complicaciones asociadas a la inmovilidad.
- **Cuidados** paliativos de confort   : **Los** cuidados paliativos de confort incluyen intervenciones para mejorar el confort físico, como el reposicionamiento, el control de la temperatura y la higiene bucal.
- **Apoyo espiritual: Los** asesores espirituales y religiosos pueden ofrecer apoyo emocional y espiritual a los pacientes al final de la vida, ayudándoles a encontrar sentido y paz en estos momentos.
- **Terapias artísticas: La** arteterapia, la danzaterapia y otras formas de terapia creativa pueden ayudar a los pacientes a expresar sus emociones y a encontrar una forma de expresarse al final de la vida.

El enfoque combinado de enfoques farmacológicos y no farmacológicos permite a los profesionales sanitarios de cuidados paliativos responder eficazmente a las complejas necesidades de los pacientes al final de la vida. Al adaptar las intervenciones a la situación individual del paciente, promovemos el alivio general del sufrimiento y la mejora de la calidad de vida.

Gestión de los síntomas emocionales y psicológicos

La gestión de los síntomas emocionales y psicológicos es una parte crucial de los cuidados paliativos, ya que los pacientes al final de la vida suelen experimentar una compleja gama de emociones y sufrimiento psicológico. La gestión de estos síntomas tiene como objetivo mejorar el bienestar emocional del paciente, promover un proceso de duelo saludable y proporcionar apoyo para una transición pacífica al final de la vida.

Enfoques psicológicos y emocionales :

- **Apoyo psicológico:** Los profesionales sanitarios de cuidados paliativos, incluidos psicólogos y asesores, ofrecen apoyo emocional proporcionando espacios de discusión para expresar los miedos, preocupaciones y sentimientos relacionados con el final de la vida.

- **Terapia de apoyo:** La psicoterapia, en particular la terapia cognitivo-conductual (TCC), puede ayudar a tratar la depresión, la ansiedad y otros trastornos emocionales comunes.
- **Control de la ansiedad: Se** utilizan técnicas de relajación, respiración profunda, meditación y atención plena para ayudar a reducir la ansiedad y promover una sensación de calma.
- **Expresión emocional:** Animar a los pacientes a expresar sus emociones puede ayudar a aliviar la tensión emocional. La terapia artística, la escritura y otras formas de expresión creativa pueden utilizarse con este fin.
- **Gestión** anticipada del duelo: Los pacientes al final de la vida pueden experimentar un duelo anticipado por su propia vida. Los debates sobre este tema, junto con los consejos y recursos sobre el duelo, pueden ayudar a facilitar este proceso.
- **Apoyo espiritual: Los** asesores espirituales o religiosos pueden ayudar a los pacientes a abordar cuestiones espirituales y a encontrar consuelo en su fe durante este tiempo.

Enfoques farmacoterapéuticos :

- **Antidepresivos:** Si hay depresión, pueden recetarse antidepresivos para ayudar a reducir los síntomas depresivos y mejorar el bienestar emocional.
- **Ansiolíticos:** Los ansiolíticos pueden utilizarse para reducir la ansiedad y la agitación en pacientes al final de la vida, pero deben utilizarse con precaución para evitar una sedación excesiva.
- **Sedación suave:** En algunos casos, puede utilizarse una sedación suave para aliviar la agitación y el malestar emocional grave en pacientes terminales.
- **Control de los síntomas:** Al mejorar el control de los síntomas físicos, como el dolor y la disnea, los profesionales sanitarios suelen ayudar a reducir los síntomas emocionales asociados.
- **Educación y apoyo a la familia:** Las familias deben ser conscientes de los síntomas emocionales que puede estar experimentando el paciente y se les debe animar a que les proporcionen apoyo y consuelo.

El manejo de los síntomas emocionales y psicológicos en los cuidados paliativos ayuda a mejorar la calidad de vida del paciente al final de su vida y promueve un proceso de transición pacífico. Utilizando una combinación de enfoques terapéuticos y de apoyo, los profesionales sanitarios ayudan a los pacientes a hacer frente a sus emociones y a encontrar sentido y consuelo durante este delicado periodo.

Adaptar el plan de cuidados según los cambios en el estado del paciente

Adaptar el plan de cuidados al estado cambiante del paciente es un aspecto crucial de los cuidados paliativos. Los pacientes al final de la vida pueden experimentar cambios rápidos e impredecibles en su estado de salud, y es esencial que los profesionales sanitarios estén preparados para adaptar los cuidados a las necesidades cambiantes. Esta adaptación garantiza que los pacientes reciban una atención adecuada y personalizada a lo largo de su trayectoria al final de la vida.

- **Vigilancia continua: Los** profesionales sanitarios deben vigilar regularmente el estado del paciente al final de la vida. Esto puede incluir la comprobación de las constantes vitales, la evaluación de los síntomas y la observación de los cambios en su estado general.
- **Evaluación periódica**: Las evaluaciones periódicas del estado del paciente ayudan a detectar cualquier nuevo síntoma o cambio en su condición médica en una fase temprana. Esta información orienta los ajustes necesarios en el plan de cuidados.
- **Comunicación abierta: La** comunicación entre el paciente, su familia y el equipo asistencial es esencial para compartir información sobre los cambios y las nuevas necesidades. Esto permite tomar decisiones con conocimiento de causa.
- **Flexibilidad en el tratamiento:** Los tratamientos farmacológicos y no farmacológicos deben ser flexibles y adaptarse a los síntomas y necesidades actuales del paciente.
- **Reajuste de los objetivos:** Si el estado del paciente se deteriora, los objetivos de la atención pueden evolucionar del tratamiento de los síntomas a un apoyo más centrado en el confort y la calidad de vida.

- **Apoyo emocional:** Los cambios en el estado del paciente pueden tener un impacto emocional en él y en su familia. Las intervenciones de apoyo psicológico y emocional deben adaptarse en consecuencia.
- **Plan de cuidados evolutivo:** El plan de cuidados debe considerarse un documento vivo, capaz de adaptarse a las necesidades cambiantes del paciente.
- **Planificación de la transición:** Si el estado del paciente indica una transición inminente al final de la vida, deben iniciarse conversaciones sobre la planificación del final de la vida y los cuidados paliativos.
- **Conversaciones sinceras:** Si el estado del paciente está empeorando, los profesionales sanitarios deben mantener conversaciones abiertas y sinceras con el paciente y su familia para explicarles los cambios y las opciones de cuidados.
- **Respeto a la elección del paciente:** Incluso cuando el estado de un paciente se deteriora, sus elecciones y deseos respecto al tratamiento deben respetarse y seguirse en la medida de lo posible.

Adaptar continuamente el plan de cuidados a medida que cambia el estado del paciente garantiza que los cuidados paliativos sigan siendo apropiados y centrados en el paciente. Al estar atentos a las necesidades cambiantes y ajustar las intervenciones en consecuencia, los profesionales sanitarios de cuidados paliativos proporcionan un apoyo integral y receptivo para garantizar la comodidad, la dignidad y la calidad de vida del paciente al final de su vida.

Capítulo 4

Tratamiento del dolor y síntomas

Evaluación del dolor y uso de escalas de valoración

Diferenciación entre dolor agudo y crónico
La distinción entre dolor agudo y crónico es esencial en los cuidados paliativos, ya que orienta los enfoques del tratamiento del dolor y las opciones terapéuticas para los pacientes al final de la vida. Comprender las diferencias entre estos dos tipos de dolor permite a los profesionales sanitarios proporcionar un alivio adecuado y eficaz, mejorando al mismo tiempo la calidad de vida del paciente.

Dolor agudo :
*   **Causa subyacente: El** dolor agudo suele estar causado por una lesión, enfermedad o traumatismo identificable. A menudo es el resultado de un daño tisular, una inflamación o un procedimiento médico.
*   **Inicio repentino: El** dolor agudo suele comenzar de repente y puede ser intenso. Suele estar asociado a una afección o procedimiento médico agudo.
*   **Duración limitada: El** dolor agudo suele durar poco, de unas horas a unas semanas, y disminuye a medida que se trata o cura la causa subyacente.
*   **Previsibilidad: El** dolor agudo suele ser previsible en cuanto a su causa y duración. Disminuye a medida que avanza el proceso de curación.
*   **Respuesta al tratamiento: El** dolor agudo suele responder bien a los tratamientos médicos, como los analgésicos, y al tratamiento de la causa subyacente.

Dolor crónico :
*   **Causa subyacente :** El dolor crónico puede deberse a enfermedades crónicas, lesiones nerviosas, afecciones inflamatorias u otros factores complejos. La causa puede ser difícil de identificar.
*   **Duración prolongada: El** dolor crónico suele durar más de tres meses, o incluso indefinidamente. Puede persistir incluso después de que la causa inicial se haya curado.
*   **Intensidad variable: El** dolor crónico puede variar de intensidad con el tiempo, de leve a grave. Puede tener periodos de alivio temporal seguidos de recaídas.

- **Influencia en la calidad de vida:** El dolor crónico puede tener un impacto significativo en la calidad de vida del paciente, afectando al sueño, el estado de ánimo, la movilidad y las actividades cotidianas.
- **Respuesta al tratamiento :** El dolor crónico puede ser más difícil de manejar y puede no responder tan eficazmente a los tratamientos convencionales. A menudo se requiere un enfoque multidisciplinar.

Al comprender la diferencia entre el dolor agudo y el crónico, los profesionales sanitarios de cuidados paliativos pueden adaptar sus estrategias de tratamiento del dolor a las necesidades específicas del paciente. Pueden proporcionar una atención específica dirigida a reducir el dolor y mejorar la calidad de vida, teniendo en cuenta los aspectos físicos, emocionales y psicológicos del sufrimiento del paciente al final de la vida.

Métodos de evaluación del dolor: escalas visuales, escalas numéricas, etc.

Una evaluación precisa del dolor es fundamental para un tratamiento eficaz del dolor en cuidados paliativos. Los profesionales sanitarios utilizan distintos métodos de evaluación para conocer la intensidad y las características del dolor que experimenta el paciente. Estas evaluaciones proporcionan información esencial para adaptar los tratamientos y las intervenciones, garantizando así un alivio óptimo del dolor.

Escala visual analógica (EVA): La EVA es una escala gráfica en la que los pacientes marcan su dolor en una línea recta, que va desde la ausencia de dolor (0) hasta el máximo dolor imaginable (10). Este método proporciona una forma sencilla y visual de medir la intensidad del dolor.

Escala numérica (EN): La EN es una escala en la que el paciente asigna un número a su dolor, normalmente de 0 a 10, para indicar su intensidad. Es similar a la EVA pero no incluye el aspecto visual.

Escala verbal simple (EVS): La EVS pide al paciente que elija uno de varios términos (como "sin dolor", "dolor leve", "dolor moderado", "dolor intenso", etc.) para describir su nivel de dolor.

Escala verbal digital (VNS): La VNS combina elementos de las escalas verbal y numérica. El paciente elige un adjetivo de una lista (como "sin dolor", "dolor leve", "dolor moderado", "dolor intenso") y luego asigna un número para indicar la intensidad del dolor.

Cuestionarios de autoevaluación: Algunos cuestionarios, como el Índice del dolor de McGill (MDI), permiten a los pacientes describir su dolor utilizando palabras y frases específicas para describir las características de su dolor, como su calidad y localización.

Evaluación continua: En los cuidados paliativos, la evaluación del dolor debe ser continua y regular, ya que la intensidad y las características del dolor pueden cambiar. Debe animarse a los pacientes a expresar su dolor en cualquier momento.

Enfoque holístico: Además de las escalas de evaluación, los profesionales sanitarios de cuidados paliativos también tienen en cuenta las expresiones verbales y no verbales del paciente, así como los factores psicológicos, emocionales y contextuales que pueden influir en la percepción del dolor.

El uso de distintos métodos de evaluación del dolor permite a los profesionales sanitarios de cuidados paliativos recopilar información exhaustiva sobre la intensidad y las características del dolor que experimenta el paciente. Esto garantiza que los tratamientos del dolor se adapten con precisión y que el alivio del dolor sea óptimo, contribuyendo a mejorar la calidad de vida del paciente al final de su vida.

La importancia de la comunicación con el paciente para una evaluación precisa

La comunicación abierta y eficaz entre el paciente y el equipo asistencial es crucial para una evaluación precisa del dolor en los cuidados paliativos. Los pacientes al final de la vida pueden experimentar una serie de emociones, miedos y preocupaciones relacionados con su dolor, y una comunicación cuidadosa permite a los profesionales sanitarios comprender plenamente su experiencia, lo que conduce a un mejor tratamiento del dolor.

Expresión precisa del dolor: Los pacientes son la fuente de información más fiable sobre su propio dolor. Al fomentar una comunicación abierta, los pacientes pueden describir la naturaleza, la intensidad, la localización y las características de su dolor, lo que ayuda a los profesionales sanitarios a evaluar la situación con mayor precisión.

Influencia de las emociones: El dolor al final de la vida puede verse influido por factores emocionales como la ansiedad, el miedo, la tristeza y la frustración. Los pacientes pueden describir cómo sus emociones interactúan con su dolor, lo que permite un enfoque más holístico de la gestión.

Evolución del dolor: Los pacientes pueden explicar cómo evoluciona su dolor a lo largo del tiempo. Esto incluye los momentos en que el dolor es más intenso, los momentos en que se alivia y los factores que parecen influir en estas variaciones.

Respuesta a los tratamientos: La comunicación abierta permite a los pacientes describir cómo responden a los tratamientos contra el dolor, lo que orienta los ajustes necesarios y ayuda a evitar efectos secundarios no deseados.

Preferencias de tratamiento : Los pacientes pueden expresar sus preferencias de tratamiento, incluidas sus experiencias previas con determinados fármacos o enfoques, lo que permite a los profesionales sanitarios adaptar las opciones de tratamiento.

Impacto en la calidad de vida: Los pacientes pueden explicar cómo afecta su dolor a su calidad de vida en general, incluida su capacidad para dormir, relacionarse socialmente, moverse y participar en actividades significativas.

Confianza y empoderamiento: La comunicación abierta genera confianza entre el paciente y el equipo asistencial, lo que puede hacer que el paciente se sienta más implicado en las decisiones sobre su propio tratamiento del dolor.

Tener en cuenta los factores culturales: Una comunicación cuidadosa también permite a los pacientes compartir factores culturales o espirituales que pueden influir en su percepción del dolor y en sus preferencias de tratamiento.

La comunicación con el paciente es la piedra angular de una evaluación precisa del dolor en los cuidados paliativos. Al establecer un espacio de confianza en el que los pacientes puedan expresar sus sensaciones, necesidades y preocupaciones, los profesionales sanitarios pueden comprender mejor el dolor en el contexto general de la vida del paciente, lo que conduce a un tratamiento del dolor más eficaz y empático.

Enfoques farmacológicos y no farmacológicos

Analgésicos: evaluación y administración adecuada

Los analgésicos desempeñan un papel fundamental en el tratamiento del dolor en los cuidados paliativos. La evaluación cuidadosa del dolor del paciente y de sus necesidades individuales es esencial para determinar la elección adecuada de los analgésicos y su administración. El objetivo es proporcionar un alivio óptimo al tiempo que se minimizan los efectos secundarios indeseables.

Evaluación del dolor: Antes de prescribir un analgésico, los profesionales sanitarios deben realizar una evaluación completa del dolor del paciente. Esto incluye el uso de escalas de dolor, la discusión con el paciente sobre la intensidad, calidad y localización del dolor, y la consideración de factores emocionales y psicológicos.

Elección del analgésico: En función de la evaluación, el profesional sanitario elegirá un analgésico adecuado a la intensidad y las características del dolor. Los analgésicos se clasifican generalmente en tres niveles: analgésicos no opiáceos, opiáceos débiles y opiáceos fuertes.

Analgésicos no opiáceos: Se utilizan generalmente para el dolor de leve a moderado. Incluyen fármacos como el paracetamol y los antiinflamatorios no esteroideos (AINE). Las ventajas de estos fármacos son su perfil de efectos secundarios, generalmente bajo.

Opiáceos débiles: Para el dolor de moderado a intenso, pueden recetarse opiáceos débiles como la codeína y el tramadol. Tienen un mayor potencial de efectos secundarios que los analgésicos no opiáceos, pero ofrecen un alivio más potente.

Opiáceos fuertes: Los opiáceos fuertes, como la morfina, la oxicodona y el fentanilo, se utilizan para el dolor intenso y crónico. Son eficaces para aliviar el dolor intenso, pero requieren una estrecha vigilancia debido al mayor riesgo de efectos secundarios.

Administración adecuada: Los analgésicos suelen administrarse por vía oral en forma de comprimidos, líquidos o parches cutáneos. Sin embargo, en los casos en que el paciente no pueda tragar o absorber la medicación oral, pueden utilizarse otras vías de administración, como la inyección subcutánea, intramuscular o intravenosa.

Titulación y equianalgesia: La titulación consiste en ajustar las dosis analgésicas en función de la intensidad del dolor del paciente. La equianalgesia permite convertir las dosis de un analgésico a otro manteniendo un alivio equivalente.

Efectos secundarios y tratamiento: Los profesionales sanitarios deben vigilar cuidadosamente los efectos secundarios de los analgésicos, como la sedación, el estreñimiento, las náuseas y los vómitos. Pueden ser necesarias intervenciones específicas, como medicación contra el estreñimiento, para mitigar estos efectos.

Al adaptar la evaluación del dolor y la elección de los analgésicos a las necesidades individuales del paciente, los profesionales sanitarios de cuidados paliativos pretenden proporcionar un alivio óptimo al tiempo que minimizan los efectos secundarios indeseables. La comunicación abierta con el paciente es esencial para ajustar las dosis en función de la evolución del dolor y las respuestas al tratamiento, garantizando así el máximo confort durante todo el periodo final de la vida.

Uso de técnicas de relajación y meditación

En los cuidados paliativos, el tratamiento del dolor no se limita al uso de medicamentos. Las técnicas de relajación y meditación desempeñan un papel importante en el tratamiento holístico del dolor. Estos enfoques no farmacológicos ofrecen a los pacientes al final de la vida herramientas para gestionar su dolor de forma complementaria y mejorar su bienestar emocional.

Técnicas de relajación :
- **Respiración profunda:** Enseñar a los pacientes técnicas de respiración profunda puede ayudar a reducir la tensión muscular y promover la relajación, lo que puede contribuir a aliviar parcialmente el dolor.
- **Relajación muscular progresiva:** Este método consiste en contraer y liberar gradualmente diferentes grupos musculares para inducir una relajación profunda y reducir la tensión.
- **Imaginería guiada:** Al guiar a los pacientes a través de visualizaciones positivas y tranquilizadoras, los profesionales sanitarios pueden ayudar a desviar la atención del dolor y crear una sensación de calma.
- **Masaje terapéutico:** Los masajes suaves pueden reducir la tensión muscular, favorecer la circulación e inducir una sensación de relajación general, lo que puede ayudar a controlar el dolor.

Técnicas de meditación :
- **Meditación de atención plena:** Al concentrarse en el momento presente, los pacientes pueden desarrollar una mayor tolerancia al dolor observando sus sensaciones y pensamientos sin juzgarlos.

- **Meditación de visualización:** Se guía a los pacientes a través de visualizaciones positivas para crear un estado mental tranquilo y relajado, que puede ayudar a reducir la percepción del dolor.
- **Meditación trascendental:** Esta técnica consiste en la repetición silenciosa de un mantra para calmar la mente y promover la relajación, lo que puede ser útil para aliviar el dolor.
- **Meditación de la respiración:** Al concentrarse en la respiración, los pacientes pueden calmar su mente y crear una separación mental del dolor.

Personalización de las técnicas: Las técnicas de relajación y meditación deben adaptarse a las preferencias y capacidades individuales del paciente. Algunas personas pueden preferir la meditación silenciosa, mientras que otras pueden encontrar más eficaz la relajación muscular.

Integración en la atención holística: Las técnicas de relajación y meditación no sustituyen a los tratamientos médicos, pero a menudo se utilizan como complemento para ofrecer un enfoque holístico del tratamiento del dolor.

Formación y estímulo: Los pacientes pueden beneficiarse de sesiones de enseñanza y práctica de estas técnicas, y es importante animarles a utilizarlas con regularidad para obtener todos sus beneficios.

Al integrar las técnicas de relajación y meditación en los cuidados paliativos, los profesionales sanitarios están proporcionando a los pacientes herramientas prácticas para gestionar el dolor de forma proactiva. Estos enfoques permiten a los pacientes sentirse más autónomos en su proceso de alivio del dolor, al tiempo que refuerzan su bienestar emocional y mental durante este delicado periodo.

Integración de terapias complementarias para aliviar los síntomas

En los cuidados paliativos, la integración de terapias complementarias puede desempeñar un papel importante en el alivio de los síntomas físicos, emocionales y psicológicos de los pacientes al final de la vida. Estos enfoques holísticos están diseñados para complementar los tratamientos médicos tradicionales y ofrecer un enfoque más integral del tratamiento de los síntomas, mejorando así la calidad de vida de los pacientes.

Terapias de alivio de los síntomas :
- **Terapia de masajes:** Los masajes terapéuticos pueden reducir la tensión muscular, mejorar la circulación sanguínea y reducir las molestias físicas.
- **Acupuntura:** La acupuntura puede ayudar a reducir el dolor, las náuseas, los vómitos y los trastornos del sueño, al tiempo que favorece una sensación de relajación.
- **Aromaterapia: Los** aceites esenciales pueden utilizarse para aliviar la ansiedad, el insomnio y otros síntomas emocionales, así como para mejorar el bienestar físico.
- **Reflexología:** Esta técnica aplica presión en puntos específicos de los pies y las manos para favorecer la relajación y aliviar el dolor.
- **Musicoterapia:** Escuchar música relajante puede reducir la ansiedad, mejorar el estado de ánimo y crear un ambiente tranquilo.
- **Arteterapia: El** dibujo, la pintura y otras formas de expresión artística pueden ayudar a los pacientes a expresar sus emociones, relajarse y encontrar una sensación de logro.

Enfoque personalizado: Es esencial adaptar las terapias complementarias a las necesidades y preferencias individuales del paciente. Lo que funciona para un paciente puede no funcionar para otro.

Evaluación continua: Los profesionales sanitarios deben supervisar cuidadosamente la respuesta del paciente a las terapias complementarias y realizar ajustes si es necesario.

Equipo asistencial **multidisciplinar:** Las terapias complementarias deben integrarse como parte de un enfoque global y coordinado en el que participen diferentes miembros del equipo asistencial, incluidos médicos, enfermeras, trabajadores sociales y terapeutas especializados.

Validación científica: Aunque las terapias complementarias han demostrado beneficios en el alivio de los síntomas, es importante elegir enfoques con una base científica sólida e integrarlos con criterio.

La integración de las terapias complementarias en los cuidados paliativos ofrece a los pacientes opciones adicionales para controlar sus síntomas y mejorar su bienestar general. Al combinar estos enfoques con los tratamientos médicos convencionales, los profesionales sanitarios pueden ofrecer una gama completa de apoyo a los pacientes al final de la vida, respetando sus preferencias individuales y tratando de satisfacer sus necesidades físicas y emocionales.

Manejo de otros síntomas comunes

Náuseas y vómitos : Tratamientos médicos y preventivos
Las náuseas y los vómitos son síntomas frecuentes en los cuidados paliativos y pueden ser consecuencia de la enfermedad subyacente, los tratamientos médicos o factores emocionales. El tratamiento eficaz de estos síntomas es esencial para mejorar la calidad de vida de los pacientes al final de la vida. Los enfoques incluyen tratamientos médicos y estrategias preventivas destinadas a reducir la incidencia y la gravedad de estos síntomas.

Tratamientos médicos :
- **Antieméticos: Los** antieméticos son fármacos diseñados para prevenir o tratar las náuseas y los vómitos. Actúan bloqueando las señales del cerebro responsables de estos síntomas. Pueden utilizarse diferentes clases de antieméticos en función de la causa y la gravedad de las náuseas y los vómitos.
- Fármacos **anticolinérgicos**: Bloquean las señales entre nervios y músculos, lo que puede ayudar a reducir las contracciones estomacales responsables de las náuseas y los vómitos.
- **Fármacos procinéticos:** Los fármacos procinéticos ayudan a acelerar el movimiento de los alimentos a través del estómago y los intestinos, lo que puede reducir la sensación de náuseas.

Estrategias preventivas :
- **Tratamiento del dolor:** El dolor no tratado puede agravar las náuseas y los vómitos. Por ello, un tratamiento adecuado del dolor puede ayudar a reducir estos síntomas.
- **Hidratación:** Mantener al paciente bien hidratado puede ayudar a prevenir las náuseas y los vómitos. Sin embargo, a menudo se toleran mejor pequeñas cantidades

frecuentes de líquido que grandes cantidades de una sola vez.

- **Dieta equilibrada:** Una dieta equilibrada y ligera puede minimizar las náuseas. Evitar los alimentos grasos, picantes y ricos en olores puede ayudar.
- **Evite los olores fuertes: Los olores fuertes** pueden desencadenar náuseas. Evitar los ambientes con olores fuertes puede ayudar a prevenir los síntomas.
- **Gestión del estrés y la ansiedad:** El estrés y la ansiedad pueden empeorar las náuseas. Las técnicas de relajación, la meditación y otros enfoques psicológicos pueden ayudar.

Personalización: Como cada paciente es único, es importante adaptar los tratamientos a las necesidades y preferencias individuales.

Comunicación y evaluación continua: Los profesionales sanitarios deben mantener una comunicación abierta con los pacientes para controlar la eficacia de los tratamientos y ajustar las estrategias en consecuencia.

El tratamiento de las náuseas y los vómitos en los cuidados paliativos tiene como objetivo proporcionar un alivio eficaz al tiempo que se minimizan los efectos secundarios indeseables. Combinando tratamientos médicos específicos con estrategias preventivas y teniendo en cuenta las necesidades específicas del paciente, los profesionales sanitarios ayudan a mejorar el confort y la calidad de vida del paciente durante este delicado periodo.

Fatiga y debilidad: enfoques para gestionar la languidez

La fatiga y la debilidad son síntomas comunes en los pacientes de cuidados paliativos y pueden tener un impacto significativo en la calidad de vida. El tratamiento eficaz de la lasitud requiere un enfoque multidisciplinar que combine estrategias médicas, conductuales y psicológicas para ayudar a los pacientes a conservar su energía y mantener cierto grado de bienestar.

Estrategias médicas :

- **Evaluación exhaustiva:** Una evaluación exhaustiva de la fatiga es esencial para identificar las causas subyacentes, ya estén relacionadas con la propia enfermedad, con los tratamientos o con otros factores médicos.

- **Optimizar la medicación:** Los medicamentos que contribuyen a la fatiga pueden ajustarse o sustituirse si es posible. Controlar los efectos secundarios de la medicación también puede ayudar a reducir la fatiga.
- **Controlar los síntomas relacionados:** Síntomas como el dolor, las náuseas, los problemas de sueño y la depresión pueden empeorar la fatiga. Tratando estos síntomas, la fatiga puede controlarse mejor.

Estrategias de comportamiento :
- **Gestión de la energía:** Anime a los pacientes a gestionar su energía con prudencia planificando las actividades para los momentos del día en que se sientan con más energía. Los periodos de descanso regulares también son importantes.
- **Actividad física suave:** Aunque el descanso es importante, la actividad física suave, como caminar o el yoga, puede ayudar a mantener la fuerza muscular y mejorar la resistencia.
- **Nutrición equilibrada:** Una dieta equilibrada y rica en nutrientes puede ayudar a mantener la energía. Las comidas ligeras y frecuentes pueden tolerarse mejor que las comidas copiosas.

Estrategias psicológicas :
- **Gestión del estrés:** El estrés y la ansiedad pueden contribuir a la fatiga. Las técnicas de relajación, meditación y respiración pueden ayudar a controlar estos factores.
- **Apoyo psicológico:** Ofrecer apoyo psicológico y emocional a los pacientes puede ayudarles a hacer frente a la fatiga y a comprender mejor sus emociones asociadas.
- **Establecer objetivos realistas:** Animar a los pacientes a fijarse objetivos realistas para el día puede evitar la sobrecarga de actividad y ayudar a prevenir el aumento de la fatiga.

Evaluación continua: Los profesionales sanitarios deben vigilar cuidadosamente la fatiga del paciente y ajustar las estrategias en consecuencia, basándose en la progresión de la enfermedad y la respuesta al tratamiento.

El tratamiento de la fatiga y la debilidad en los cuidados paliativos requiere un enfoque holístico que tenga en cuenta los aspectos médicos, conductuales y psicológicos. Adaptando las estrategias a las necesidades individuales del paciente y colaborando estrechamente con el equipo de cuidados, los profesionales sanitarios pretenden mejorar la calidad de vida del paciente promoviendo un mejor equilibrio entre actividad y descanso.

Disnea (dificultad respiratoria) : Estrategias para mejorar la respiración

La disnea, o dificultad para respirar, es un síntoma común en cuidados paliativos, a menudo causado por una enfermedad pulmonar avanzada, problemas cardiacos u otras afecciones médicas. Controlar eficazmente la disnea es crucial para mejorar la calidad de vida del paciente y permitirle respirar con más facilidad. Los enfoques incluyen estrategias médicas y conductuales para aliviar las molestias respiratorias.

Estrategias médicas :

- **Evaluación exhaustiva:** Una evaluación exhaustiva de la disnea es esencial para identificar las causas subyacentes y determinar si están relacionadas con afecciones pulmonares, cardiacas o de otro tipo.
- **Optimización del tratamiento:** Los tratamientos existentes para las afecciones médicas subyacentes deben optimizarse para minimizar la disnea. Esto puede incluir el ajuste de la medicación e intervenciones específicas.
- **Oxigenoterapia:** En algunos casos, la administración de oxígeno puede ser beneficiosa para mejorar el consumo de oxígeno y aliviar la disnea.

Estrategias de comportamiento :

- **Postura:** Anime a los pacientes a adoptar posturas que faciliten la respiración, como sentarse ligeramente hacia delante o utilizar almohadas para elevar la cabeza.
- **Respiración controlada:** Enseñar a los pacientes técnicas de respiración lenta y profunda puede ayudar a mejorar la eficacia respiratoria y reducir la ansiedad asociada a la disnea.
- **Ventilación: El** uso de ventiladores portátiles o rejillas de ventilación en la habitación del paciente puede favorecer la circulación del aire y facilitar la respiración.

Apoyo psicológico :

- **Controlar la ansiedad:** La disnea puede provocar ansiedad. Utilizando técnicas de relajación, meditación y apoyo psicológico, los pacientes pueden controlar mejor la ansiedad asociada a sus dificultades respiratorias.

- **Comunicación:** Animar a los pacientes a expresar sus sentimientos y preocupaciones sobre la disnea puede ayudar a reducir el estrés emocional y mejorar su bienestar general.

Evaluación continua: Los profesionales sanitarios deben vigilar cuidadosamente la disnea del paciente y ajustar las estrategias según la progresión de la enfermedad y la respuesta al tratamiento.

El tratamiento de la disnea en cuidados paliativos tiene como objetivo mejorar la calidad de vida de los pacientes permitiéndoles respirar más cómodamente. Combinando enfoques médicos y conductuales adaptados a las necesidades individuales del paciente, los profesionales sanitarios contribuyen a aliviar las molestias respiratorias y ayudan a los pacientes a afrontar mejor esta dificultad.

Capítulo 5

Apoyo psicológico y emocional

La importancia del apoyo psicológico en los cuidados paliativos

Reconocer el impacto emocional de una enfermedad terminal

La enfermedad terminal tiene un impacto profundo y complejo en las emociones y el bienestar emocional de los pacientes. Reconocer este impacto emocional es crucial para proporcionar un apoyo adecuado y holístico a los pacientes al final de la vida. Los profesionales sanitarios de cuidados paliativos deben ser sensibles a las emociones del paciente y estar preparados para abordar estos aspectos con compasión y empatía.

Variedad de emociones: Los pacientes terminales pueden experimentar una serie de emociones intensas, como miedo, ansiedad, tristeza, ira, frustración y a veces incluso una sensación de alivio o aceptación. Cada individuo reacciona de forma diferente ante la realidad de su situación.

Impacto psicológico: Enfrentarse a la propia mortalidad puede provocar una serie de preocupaciones psicológicas, como pérdida de control, sentimientos de impotencia, preocupación por los seres queridos, arrepentimiento y preguntas existenciales sobre la vida y la muerte.

Escucha activa: Los profesionales sanitarios deben ofrecer a los pacientes una escucha activa que les permita expresar sus emociones con total confianza. Es importante crear un espacio seguro en el que los pacientes puedan compartir sus pensamientos y sentimientos sin ser juzgados.

Validación de las emociones: La validación de las emociones es esencial. Los pacientes necesitan saber que sus emociones son normales y comprensibles ante la difícil situación a la que se enfrentan.

Comunicación abierta: Los profesionales sanitarios deben fomentar una comunicación abierta y honesta con los pacientes sobre sus emociones. Esto puede ayudar a identificar las fuentes de angustia emocional y a desarrollar estrategias para afrontarlas.

Apoyo psicológico: Derivar a los pacientes a psicólogos, trabajadores sociales o asesores de salud mental especializados en cuidados paliativos puede ofrecer un apoyo emocional adicional para hacer frente a la complejidad de las emociones al final de la vida.

Familia y seres queridos: Es importante reconocer que los seres queridos de los pacientes al final de la vida también se ven profundamente afectados emocionalmente. Ofrecer apoyo emocional a familiares y amigos puede ayudar a mejorar la calidad de vida del paciente al reducir su estrés y ansiedad.

Reconocer el impacto emocional de una enfermedad terminal es un paso esencial para proporcionar una atención integral y centrada en el paciente en los cuidados paliativos. Los profesionales sanitarios deben crear un entorno empático y afectuoso en el que los pacientes puedan expresar sus emociones con seguridad y recibir el apoyo que necesitan para hacer frente a la complejidad de sus sentimientos.

El papel de la enfermera como apoyo emocional

Como enfermera, usted desempeña un papel crucial a la hora de proporcionar un apoyo emocional esencial a los pacientes y a sus familias a lo largo de su viaje al final de la vida. Su presencia atenta, empática y compasiva contribuye a crear un entorno asistencial en el que las emociones pueden expresarse con confianza y se tiene en cuenta el bienestar psicológico.

Escucha activa y empatía: La escucha activa y ponerse en el lugar del paciente y su familia son habilidades clave para proporcionar apoyo emocional. Al escuchar atentamente sus preocupaciones, temores y sentimientos, usted demuestra que se preocupa por su bienestar.

Validar las emociones: Cuando los pacientes o las familias expresan sus emociones, es importante validarlas. Esto significa reconocer que lo que sienten es normal y comprensible en el contexto de su situación. La validación puede ayudar a reducir la ansiedad y promover la conexión emocional.

Comunicación abierta: Fomentar una comunicación abierta y honesta crea un espacio en el que los pacientes y sus familias pueden compartir sus pensamientos y preocupaciones en confianza. Esto puede ayudar a identificar las fuentes de angustia emocional y proporcionar un apoyo específico.

Proporcionar información: Explicar claramente los tratamientos, las opciones de cuidados y los procesos relacionados con el final de la vida puede ayudar a reducir la ansiedad causada por lo desconocido. Estar informados permite a los pacientes y a sus familias gestionar mejor su situación.

Apoyo en la toma de decisiones: Los pacientes y sus familias pueden enfrentarse a decisiones difíciles al final de la vida. Apoyándoles en el proceso de toma de decisiones, proporcionándoles información y respetando sus elecciones, usted contribuye a darles una sensación de control.

Gestión de la ansiedad y el estrés: Las habilidades de gestión del estrés y las técnicas de relajación pueden ser útiles para ayudar a los pacientes y sus familias a gestionar la ansiedad y el estrés asociados al final de la vida.

Derivación: Si es necesario, derivar a los pacientes y familiares a profesionales especializados en salud mental o a grupos de apoyo puede proporcionar un apoyo emocional más específico.

Confidencialidad y respeto: Al respetar la confidencialidad y proporcionar un entorno asistencial respetuoso, usted crea un espacio en el que los pacientes y sus familias se sienten seguros para compartir sus emociones.

Como enfermera, usted es un pilar de apoyo emocional para los pacientes y sus familias al final de la vida. Su capacidad para escuchar, validar las emociones y proporcionar un apoyo compasivo desempeña un papel crucial en la mejora del bienestar psicológico de las personas a las que atiende, al tiempo que crea un entorno asistencial afectuoso y compasivo.

Promover el bienestar psicológico de los pacientes y sus familias

Promover el bienestar psicológico de los pacientes y sus familias en los cuidados paliativos es un componente esencial de la atención global. Los retos emocionales y psicológicos asociados al final de la vida requieren un enfoque atento y sensible para ayudar a los pacientes y a sus familias a gestionar el estrés, desarrollar estrategias de afrontamiento y encontrar consuelo.

Evaluación de las necesidades: Antes de promover el bienestar psicológico, es importante evaluar las necesidades emocionales y psicológicas del paciente y su familia. Esto puede hacerse mediante entrevistas específicas o cuestionarios. Apoyo emocional :

- **Escuchar con empatía:** Ofrecer un oído atento y comprensivo a las preocupaciones y emociones del paciente y su familia fomenta una conexión y un apoyo psicológicos esenciales.
- **Validación de las emociones:** Validar las emociones del paciente y su familia haciéndoles saber que lo que sienten es normal y comprensible puede ayudar a reducir la ansiedad y el estrés.

- **Apoyo profesional:** Derivar a los pacientes y sus familias a profesionales especializados en salud mental, como psicólogos o consejeros de cuidados paliativos, puede ofrecer un apoyo emocional más específico.

Educación :

- **Información transparente:** Proporcionar información clara y honesta sobre la enfermedad, los tratamientos y las opciones de cuidados puede reducir la ansiedad ante lo desconocido.
- **Conciencia de las reacciones normales:** Educar a los pacientes y a sus familias sobre las reacciones emocionales normales al final de la vida, como el duelo anticipado, puede ayudar a normalizar sus emociones.

Estrategias de afrontamiento :

- **Técnicas de relajación:** Enseñar técnicas de relajación, respiración profunda y meditación puede ayudar a pacientes y familiares a controlar el estrés y la ansiedad.
- **Expresión creativa:** Fomentar el uso de formas creativas de expresión, como el arte, la música o la escritura, puede ayudar a canalizar las emociones y encontrar una salida.

Apoyo del grupo :

- **Grupos de apoyo:** Organizar grupos de apoyo para pacientes y familiares puede ayudarles a compartir experiencias similares, aprender unos de otros y sentirse menos solos en su viaje.
- **Apoyo en línea:** Ofrecer recursos en línea o foros de debate puede proporcionar un espacio virtual para el apoyo mutuo y el intercambio de información.

Promover el bienestar psicológico de los pacientes y sus familias en los cuidados paliativos requiere un enfoque holístico e individualizado. Al proporcionar apoyo emocional, educar sobre las reacciones normales y ofrecer estrategias prácticas de afrontamiento, los profesionales sanitarios ayudan a crear un entorno asistencial que tiene en cuenta las necesidades psicológicas y emocionales de todos los implicados.

Depresión, ansiedad y gestión del estrés

Identificar los signos y síntomas de la depresión

La depresión es una preocupación importante en los cuidados paliativos, ya que los pacientes al final de la vida pueden ser vulnerables a estados emocionales difíciles. Identificar los signos y síntomas de la depresión es esencial para proporcionar el apoyo psicológico adecuado e intervenir cuando sea necesario. La depresión puede tener un impacto significativo en la calidad de vida del paciente, e identificarla a tiempo permite proporcionarle los cuidados adecuados.

Signos y síntomas :
- **Estado de ánimo triste y persistente:** Un estado de ánimo persistente de tristeza, desesperanza o vacío es uno de los síntomas clave de la depresión.
- **Pérdida de interés o placer:** Los pacientes deprimidos pueden perder el interés por actividades que antes les hacían felices.
- **Cambios en el peso y el apetito:** La depresión puede provocar una pérdida o un aumento de peso significativos, así como una disminución o un aumento del apetito.
- **Trastornos del sueño:** Los pacientes deprimidos pueden experimentar problemas de sueño, como insomnio o hipersomnia (dormir en exceso).
- **Fatiga y debilidad: La** fatiga persistente y la reducción de energía son comunes en las personas con depresión.
- **Dificultad** para **concentrarse: A** los pacientes deprimidos puede resultarles difícil concentrarse, tomar decisiones o pensar con claridad.
- **Sentimientos de inutilidad o culpabilidad:** Los pacientes pueden expresar sentimientos de inutilidad, culpabilidad excesiva o baja autoestima.
- **Pensamientos de muerte o suicidio: Los pensamientos** sobre la muerte, el suicidio o el deseo de acabar con la propia vida son señales de alarma graves y requieren una intervención inmediata.

Evaluación e intervención :
- **Evaluación completa:** Al interactuar con los pacientes, esté alerta a los signos de depresión. Haga preguntas abiertas sobre su estado de ánimo, niveles de energía y calidad de vida.
- **Comunicación sensible:** Si sospecha que hay síntomas de depresión, aborde el tema con sensibilidad y sin juzgar. Asegúrese de que el paciente se siente seguro para abrirse a usted.
- **Remisión a un profesional de la salud mental:** Si identifica signos de depresión, remitir al paciente a un

profesional de la salud mental cualificado es un paso importante. Se necesita un diagnóstico preciso e intervenciones adecuadas para ayudar al paciente a controlar la depresión.

- **Apoyo psicológico: Como** enfermera, también puede ofrecer apoyo emocional y un oído comprensivo a los pacientes deprimidos. Su presencia compasiva puede tener un impacto positivo en su bienestar.
- **Colaboración con el equipo asistencial:** trabajar con médicos, trabajadores sociales y psicólogos para desarrollar un plan de tratamiento integral para el paciente deprimido.

La identificación precoz de los signos y síntomas de la depresión es esencial para proporcionar el apoyo adecuado a los pacientes al final de la vida. Permaneciendo vigilante y ofreciendo oportunidades para la expresión emocional, estará contribuyendo a mejorar la calidad de vida del paciente al tener en cuenta su bienestar psicológico.

Enfoques terapéuticos para aliviar la ansiedad
La ansiedad es común entre los pacientes de cuidados paliativos debido a las incertidumbres y retos asociados a su enfermedad. Los enfoques terapéuticos pretenden ayudar a los pacientes a controlar su ansiedad, mejorar su bienestar emocional y ofrecerles estrategias para hacer frente a las fuentes de estrés. Como enfermera, puede desempeñar un papel importante en la integración de estos enfoques en los cuidados que presta.

Técnicas de relajación :
- **Respiración profunda:** Enseñe a los pacientes técnicas de respiración profunda para reducir los síntomas físicos de la ansiedad y promover la relajación.
- **Meditación y** atención plena: Anime a los pacientes a practicar la meditación y la atención plena para mejorar su presencia en el momento presente y reducir las rumiaciones ansiosas.

Terapia cognitivo-conductual (TCC) :
- **Identificación de los pensamientos negativos:** Ayude a los pacientes a identificar los pensamientos negativos y ansiosos que contribuyen a su ansiedad. Una vez

identificados, estos pensamientos pueden abordarse y reevaluarse.

- **Desarrollo de estrategias de gestión:** Guíe a los pacientes en el desarrollo de estrategias para desafiar y modificar sus pensamientos ansiosos y adoptar una perspectiva más positiva.

Apoyo emocional :

- **Escucha empática:** escuche activamente las preocupaciones de los pacientes y proporciónéles un espacio para que expresen sus sentimientos sin juzgarlos.
- **Validación de las emociones:** Valide las emociones de los pacientes haciéndoles saber que lo que sienten es normal y comprensible en el contexto de su situación.

Arteterapia :

- **Arteterapia:** Anime a los pacientes a participar en actividades artísticas, como pintar, dibujar o escribir, para canalizar sus emociones y expresar sus inquietudes.

Apoyo social :

- **Grupos de apoyo:** Remita a los pacientes a grupos de apoyo donde puedan compartir sus experiencias y aprender de otras personas en situaciones similares.

Intervenciones farmacéuticas :

- **Medicamentos ansiolíticos:** Si es necesario, los médicos pueden recetar medicamentos ansiolíticos para ayudar a reducir los síntomas de ansiedad.

Es importante tener en cuenta que cada paciente es único y que lo que funciona para uno puede no funcionar para otro. Colaborando con el equipo asistencial y manteniendo conversaciones abiertas con los pacientes, puede ayudar a elegir los enfoques terapéuticos más adecuados a sus necesidades. Ofreciendo apoyo emocional e incorporando estrategias de gestión de la ansiedad, puede contribuir a mejorar el bienestar general de los pacientes al final de la vida.

Técnicas de gestión del estrés para pacientes y familiares

La gestión del estrés es un componente esencial de los cuidados paliativos, no sólo para los pacientes al final de la vida sino también para sus seres queridos. El periodo final de la vida puede estar cargado emocionalmente y suponer un reto, y ayudar a los pacientes y a sus familiares a desarrollar técnicas de gestión del estrés puede mejorar su calidad de vida y reforzar su capacidad para afrontar este difícil momento.

Técnicas de gestión del estrés para pacientes :
- **Respiración profunda:** Enseñe a los pacientes técnicas de respiración profunda para calmar la mente y reducir las reacciones fisiológicas al estrés.
- **Meditación y** atención **plena:** Guíe a los pacientes a través de ejercicios de meditación y atención plena para ayudarles a centrarse en el momento presente y reducir los pensamientos ansiosos.
- **Yoga suave:** Introducir movimientos suaves de yoga puede ayudar a liberar la tensión física y emocional, a la vez que favorece la relajación.
- **Llevar un diario:** Anime a los pacientes a llevar un diario en el que puedan expresar sus emociones, pensamientos y preocupaciones. Esto puede ayudar a aclarar sus sentimientos y reducir el estrés emocional.

Técnicas de gestión del estrés para familiares :
- **Autocuidado:** Anime a sus seres queridos a tomarse tiempo para sí mismos realizando actividades tranquilizadoras como leer, caminar o meditar.
- **Apoyo social:** Dirija a los familiares a grupos de apoyo o redes sociales donde puedan compartir sus experiencias y recibir apoyo de otras personas en situaciones similares.
- **Establecer límites:** Los familiares pueden sentirse abrumados por sus responsabilidades. Ayúdeles a establecer límites y a pedir ayuda cuando sea necesario.
- **Comunicación:** Anime a los familiares a comunicarse abiertamente con los pacientes y entre ellos para compartir sus preocupaciones y sentimientos.

Técnicas de enseñanza :
- **Sesiones educativas:** Organice sesiones educativas en las que enseñe a los pacientes y sus familias técnicas de gestión del estrés, explicándoles cómo y cuándo utilizarlas.
- **Apoyo visual:** Proporcione apoyo visual, como folletos o vídeos, que expliquen las diferentes técnicas de gestión del estrés.

Adaptación a medida :
- **Tenga en cuenta las preferencias: Asegúrese** de que las técnicas de gestión del estrés propuestas se ajustan a las

preferencias y creencias individuales de los pacientes y sus familias.

- **Reevaluación:** Anime a los pacientes y familiares a reevaluar periódicamente las técnicas de gestión del estrés para determinar qué les funciona mejor en las distintas etapas de su viaje.

El control del estrés es una herramienta poderosa para ayudar a los pacientes y a sus seres queridos a atravesar los retos del final de la vida. Al proporcionar recursos, enseñanza y estímulo para desarrollar estas técnicas, usted está ayudando a fortalecer su capacidad para hacer frente a los momentos estresantes y mejorar su bienestar emocional.

Ayuda en la preparación psicológica para el final de la vida

Conversaciones sobre la muerte y las preocupaciones al final de la vida

Las conversaciones sobre la muerte y las preocupaciones sobre el final de la vida son a menudo delicadas pero esenciales en los cuidados paliativos. Como enfermera, usted desempeña un papel importante a la hora de facilitar estas conversaciones con los pacientes y sus familias. Estas conversaciones brindan la oportunidad de abordar los miedos, esperanzas, valores y deseos de los pacientes, lo que puede ayudar a crear un plan de cuidados más adecuado y ofrecer apoyo emocional.

Crear un espacio seguro :
- **Empatía:** Muestre empatía y asegure al paciente y a su familia que usted está ahí para apoyarles en estas difíciles discusiones.
- **Sin prejuicios: Adopte** una actitud abierta y sin prejuicios, animando a los pacientes y familiares a expresar sus pensamientos y preocupaciones sin miedo.

Formule preguntas abiertas:
- **"¿Cómo se siente en este momento?** Haga preguntas abiertas para dar al paciente la oportunidad de compartir sus sentimientos y preocupaciones.
- **"¿Tiene alguna preocupación específica sobre el final de la vida?** Anime a los pacientes a hablar de sus

preocupaciones específicas, ya estén relacionadas con el dolor, la dignidad, la espiritualidad u otros aspectos importantes.

Explicar las opciones :

- **Aclaración:** Explique las opciones de cuidados disponibles al final de la vida, incluidos los cuidados paliativos, la asistencia médica para morir (según la legislación vigente) y otras opciones posibles.

- **Planificación avanzada de los cuidados:** Informe a los pacientes de la oportunidad de planificar por adelantado sus deseos de cuidados al final de la vida y anímeles a hablar de estas preferencias con su familia y su equipo asistencial.

Escuchar y respetar :

- **Escucha activa:** Escuche atentamente las preocupaciones y los deseos expresados por los pacientes y sus familiares.

- **Respetar las creencias:** Respete las creencias culturales, religiosas y personales del paciente sobre la muerte y el morir.

Apoyo a las familias :

- **Incluya a las personas cercanas al paciente:** Involucre a las personas cercanas al paciente en estas conversaciones, ya que también pueden tener preocupaciones y preguntas.

- **Tranquilizar e informar:** Tranquilice a las familias diciéndoles que estas conversaciones son importantes para garantizar que se respetan los deseos del paciente y que los cuidados se ajustan a sus valores.

Documentar las preferencias :

- **Registro de cuidados:** Documente claramente las preferencias y los deseos del paciente respecto a los cuidados al final de la vida en su historial médico.

- **Directiva anticipada:** Anime a los pacientes a redactar una directiva anticipada de cuidados o una declaración anticipada, de acuerdo con la legislación local, para garantizar que se respetan sus deseos.

Las conversaciones sobre la muerte y la agonía y las preocupaciones sobre el final de la vida requieren sensibilidad, comprensión y escucha activa. Al facilitar estas conversaciones, usted permite que los pacientes y sus familias compartan sus sentimientos, aclaren sus deseos y desarrollen un plan de cuidados que refleje sus valores y preferencias. Esto puede ayudar a crear una experiencia de final de vida más respetuosa y compasiva para todos los implicados.

Apoyo a pacientes y familiares en la fase inicial del duelo

El duelo anticipado es un proceso emocional por el que pueden pasar los pacientes de cuidados paliativos y sus familias incluso antes de que se produzca la muerte. Como enfermera, puede desempeñar un papel crucial en la prestación de apoyo para ayudar a los pacientes y sus familias a afrontar estas complejas emociones y prepararse para la transición al final de la vida.

Validación de las emociones :
- **Escucha activa:** Tómese el tiempo necesario para escuchar atentamente las preocupaciones y emociones expresadas por los pacientes y sus familiares.
- **Validación:** Valide sus emociones haciéndoles saber que el duelo anticipado es una reacción normal a la situación y que sus sentimientos son comprensibles.

Educación e información :
- **Proceso de duelo:** Explique el concepto de duelo anticipado y guíe a los pacientes y sus familias a través de las diferentes etapas emocionales que pueden experimentar.
- **Concienciación:** Proporcionar información sobre las emociones y reacciones psicológicas típicas durante este periodo, para reducir la ansiedad ligada a lo desconocido.

Expresión emocional :
- **Fomente la comunicación:** Anime a pacientes y familiares a expresar abiertamente sus sentimientos y preocupaciones sobre el final de la vida.
- **Actividades creativas:** Ofrezca actividades creativas, como la escritura, el dibujo o la música, como medio de expresión emocional.

Preparación práctica :
- **Planificación avanzada de los cuidados:** ayudar a los pacientes a explorar y expresar sus deseos en relación con los cuidados al final de la vida, incluidas las preferencias sobre el lugar de fallecimiento y los ritos funerarios.

- **Gestión de los asuntos personales:** Anime a los pacientes a organizar sus asuntos personales, como hacer testamento, para aliviar las preocupaciones sobre las secuelas de la muerte.

Apoyo espiritual :
- **Orientación religiosa:** Si el paciente o la familia tienen una orientación espiritual, facilite reuniones con asesores espirituales para ofrecerles apoyo y consejo.

Apoyo continuo :
- **Revisiones periódicas:** revise periódicamente las conversaciones sobre el duelo anticipado para permitir que los pacientes y sus familiares expresen nuevas preocupaciones y emociones.
- **Remisión a especialistas:** Si las emociones se vuelven abrumadoras, remita a los pacientes y familiares a asesores en duelo o psicólogos especializados.

Apoyar a los pacientes y a sus familias en las primeras etapas del duelo requiere un enfoque sensible y compasivo. Al proporcionar un espacio para la expresión emocional, la información educativa y la preparación práctica, usted ayuda a aliviar la carga emocional y permite a los pacientes y a sus familias afrontar mejor este periodo de transición.

Gestión de las cuestiones existenciales y espirituales al final de la vida

Las cuestiones existenciales y espirituales suelen ocupar un lugar central en las preocupaciones de los pacientes al final de la vida. Como enfermera, usted desempeña un papel vital a la hora de proporcionar apoyo y apertura para debatir estas profundas cuestiones, que pueden afectar al bienestar emocional y espiritual de los pacientes.

Crear un espacio de escucha :
- **Apertura:** Proporcione un espacio cálido y sin prejuicios en el que los pacientes se sientan cómodos para hablar de sus cuestiones espirituales y existenciales.
- **Escuchar con empatía:** preste oídos atentos a las preocupaciones espirituales de los pacientes y ofrézcales la oportunidad de compartir sus creencias y preocupaciones.

93

Debates sobre creencias :
- **Cuestiones espirituales:** Anime a los pacientes a hablar de sus creencias espirituales, ya sean religiosas, filosóficas o existenciales.
- **Impacto en el final de la vida:** Ayude a los pacientes a explorar cómo influyen sus creencias en su percepción de la muerte y el final de la vida.

Orientación espiritual :
- **Apoyo religioso:** Si los pacientes tienen una afiliación religiosa, facilíteles el acceso a asesores espirituales o miembros del clero para ofrecerles consejo y apoyo.
- **Explorar la espiritualidad:** Anime a los pacientes a explorar su espiritualidad, aunque no estén afiliados a una religión específica. Esto puede incluir la meditación, la contemplación o la conexión con la naturaleza.

Cuestiones existenciales :
- **Sentido de la vida:** Facilite debates sobre el sentido de la vida, los logros, las relaciones y las lecciones que han conformado su trayectoria.
- **Logros y arrepentimientos:** Ayude a los pacientes a reflexionar sobre lo que han conseguido en su vida y a afrontar cualquier arrepentimiento.

Facilitar la reconciliación:
- **Resolución de conflictos:** Si existen conflictos con personas cercanas, anime a los pacientes a plantearse una reconciliación y a expresar sus sentimientos.

Espiritualidad y dignidad :
- **Reforzar la dignidad:** Ayude a los pacientes a ver cómo la espiritualidad puede reforzar su sentido de la dignidad al final de la vida y ayudarles a afrontar los retos.
- **Aceptar** y dejar ir**:** Anime a los pacientes a explorar cómo sus creencias espirituales o existenciales pueden contribuir a aceptar y dejar ir.

Como enfermera, su papel en la gestión de las cuestiones existenciales y espirituales es proporcionar un espacio para la discusión y el apoyo, independientemente de las creencias de los pacientes. Mostrando empatía y fomentando la exploración, usted ayuda a los pacientes a encontrar respuestas y sentido a su propio viaje espiritual y existencial al final de la vida.

Capítulo 6

Comunicación y ética en Cuidados Paliativos

Comunicación con pacientes y familiares

Establecer un entorno de comunicación abierto

La comunicación abierta está en el corazón de los cuidados paliativos, fomentando la confianza, la comprensión y el bienestar tanto de los pacientes como de sus familias. Como enfermera, usted desempeña un papel clave en la creación de un entorno propicio para una comunicación honesta y abierta, en el que los pacientes y sus familias puedan expresar libremente sus preocupaciones, necesidades y deseos.

Crear un clima acogedor :
- **Empatía:** Muestre empatía hacia los pacientes y sus familias, demostrando que está ahí para escucharles y comprenderles.
- **Sin prejuicios:** Adopte una actitud no crítica, animando a los pacientes y familiares a expresarse sin miedo a ser criticados.

Utilizar lenguas accesibles :
- **Evite los términos médicos complejos:** Utilice un lenguaje sencillo y comprensible para explicar la información médica y las opciones de atención.
- **Repetir y resumir:** Repita o resuma la información importante para asegurarse de que los pacientes y sus familias la entienden.

Fomentar la participación :
- **Haga preguntas abiertas:** Haga preguntas que animen a los pacientes y familiares a compartir sus preocupaciones y puntos de vista.
- **Escuche activamente: preste** atención a lo que dicen los pacientes y sus familiares y demuestre que los toma en serio.

Capacitación del paciente :
- **Toma de decisiones informada: Proporcionar a** los pacientes la información que necesitan para participar activamente en la toma de decisiones sobre su atención.
- **Respetar las elecciones:** Respete las elecciones de los pacientes, incluso si difieren de lo que usted sugiere, reconociendo que es su vida y su decisión.

Garantizar la confidencialidad:
- **Respeto de la intimidad:** elija momentos adecuados para las conversaciones confidenciales y asegúrese de

que los pacientes se sientan cómodos hablando en privado.

Informar sobre las funciones :

- **Funciones del equipo:** Informe a los pacientes y familiares de las funciones y responsabilidades de los miembros del equipo de cuidados paliativos para que sepan a quién dirigirse.
- **Función de escucha:** preséntese como alguien con quien pueden hablar de sus preocupaciones y hacer preguntas.

Apoyar a los amigos y a la familia :

- **Inclusión de los familiares:** Anime a los familiares a participar en los debates y a expresar sus preocupaciones, ya que también forman parte del equipo asistencial.
- **Coordinación: Asegúrese** de que la información se comparte con los familiares con el consentimiento del paciente, para que estén informados y reciban apoyo.

Al crear un entorno de comunicación abierta, usted sienta unas bases sólidas para unos cuidados paliativos centrados en el paciente y su familia. Su capacidad para escuchar atentamente, respetar las opciones y proporcionar información clara ayuda a generar confianza y facilita la toma de decisiones informadas.

Estrategias para explicar la situación médica con sensibilidad

Explicar la situación médica con sensibilidad es una habilidad crucial en los cuidados paliativos. Al comunicar información médica a los pacientes y sus familias, es importante hacerlo de forma comprensible y cariñosa, teniendo en cuenta sus emociones y necesidades.

Crear un entorno confortable:

- **Elección del lugar:** Elija un lugar tranquilo y privado para hablar de la situación médica, donde los pacientes y sus familias puedan sentirse a gusto.
- **Actitud empática:** Demuestre una actitud empática desde el principio, mostrando que está ahí para apoyarles.

Utilizar un lenguaje comprensible :

- **Evite los términos técnicos:** Evite los términos médicos complejos y utilice un lenguaje sencillo para explicar la situación médica.

- **Analogías y comparaciones:** Utilice analogías o comparaciones para hacer más comprensibles las explicaciones médicas.

Responder a las preguntas :

- **Fomente las preguntas:** Anime a los pacientes y familiares a hacer preguntas en cualquier momento y asegúrese de que responden con sinceridad.
- **Tómese su tiempo:** Tómese el tiempo necesario para responder a las preguntas de forma exhaustiva y precisa.

Comunicar las opciones asistenciales :

- **Presentación de opciones:** Explique las diferentes opciones de cuidados disponibles en función de la situación médica, destacando las ventajas y los inconvenientes.
- **Plan de cuidados:** Trabaje con el paciente y su familia para desarrollar un plan de cuidados que respete sus elecciones y valores.

Respetar las emociones :

- **Reacciones emocionales:** Esté preparado para hacer frente a las reacciones emocionales, como la ira, la tristeza o el shock, proporcionando apoyo y tranquilidad.
- **Validación de las emociones:** Validar las emociones expresadas por los pacientes y sus familias, mostrando que sus sentimientos son comprensibles.

Utilizar ayudas visuales :

- **Gráficos y diagramas:** utilice gráficos o diagramas sencillos para ilustrar conceptos médicos de forma visual.
- **Folletos informativos:** Proporcione folletos o documentos informativos para que los pacientes y sus familiares puedan revisar la información a su propio ritmo.

Coordinarse con el equipo :

- **Coherencia de la información: Asegúrese** de que la información que facilita es coherente con la que le proporcionan otros miembros del equipo asistencial.
- **Recursos especializados:** Si la situación médica es compleja, remita a los pacientes y sus familias a especialistas o asesores médicos para obtener explicaciones más detalladas.

Explicar la situación médica con sensibilidad requiere un enfoque paciente, compasivo y adaptado a las necesidades individuales. Al tener en cuenta las emociones, dar explicaciones claras y ofrecer opciones de cuidados, usted ayuda a los pacientes y a sus familias a comprender mejor su situación y a tomar decisiones informadas para su viaje de cuidados paliativos.

Ayudar a los pacientes a comprender y aceptar su estado de salud

Ayudar a los pacientes a comprender y aceptar su estado en cuidados paliativos requiere una comunicación sensible y empática. Usted desempeña un papel clave a la hora de proporcionar información sincera y apoyar a los pacientes en el proceso de concienciación y aceptación.

Explíquelo claramente:
- **Uso de analogías:** Utilice analogías o comparaciones para simplificar las explicaciones médicas y hacer más comprensible la situación.
- **Evite la jerga médica:** Evite utilizar un lenguaje médico complejo y asegúrese de que las explicaciones se adaptan al nivel de comprensión del paciente.

Escuche las reacciones :
- **Escucha activa:** Escuche atentamente las reacciones y preguntas del paciente, proporcionándole un espacio para que exprese sus sentimientos y preocupaciones.
- **Responder a las emociones:** Responda a las emociones del paciente con comprensión, mostrando que reconoce sus preocupaciones.

Proporcionar recursos :
- **Material informativo:** Proporcione folletos informativos, documentos o vídeos para que los pacientes puedan aprender más a su propio ritmo.
- **Enlace con especialistas:** Si es necesario, remita a los pacientes a especialistas o asesores que puedan proporcionarle información más detallada sobre su enfermedad.

Explicar las opciones de atención :
- **Debate sobre las opciones:** Explique las diferentes opciones asistenciales disponibles en función de la situación médica, destacando las ventajas y los inconvenientes.
- **Incluya a sus seres queridos:** Anime a los pacientes a discutir sus opciones de cuidados con sus seres queridos para tomar una decisión informada.

Apoyar las etapas del duelo :

- Negación **y enfado:** Comprenda que los pacientes pueden pasar por etapas de negación y enfado sobre su enfermedad. Ofrezca apoyo emocional durante estos momentos.
- **Negociación y aceptación:** Ayude a los pacientes a explorar formas de adaptar su comprensión de la situación y avanzar hacia la aceptación.

Promover la independencia :

- **Toma de decisiones:** Anime a los pacientes a tomar decisiones basadas en sus preferencias y valores, informándoles al mismo tiempo de las implicaciones.
- **Asesoramiento sin presiones:** Ofrezca asesoramiento e información sin presionar a los pacientes para que tomen decisiones concretas.

Seguimiento continuo :

- **Revisión periódica:** vuelva a repasar las conversaciones para comprobar la comprensión del paciente, responder a nuevas preguntas y adaptar las explicaciones a medida que evolucione su entendimiento.

Ayudar a los pacientes a comprender y aceptar su enfermedad requiere paciencia y empatía. Proporcionando información clara, escuchando atentamente y ofreciendo apoyo emocional, usted les acompaña en su viaje de comprensión y aceptación, lo que puede contribuir a una experiencia más serena y respetuosa del final de la vida.

Toma de decisiones compartida y voluntades anticipadas

La importancia de tomar decisiones con conocimiento de causa

La toma de decisiones informada está en el corazón de los cuidados paliativos, permitiendo a los pacientes desempeñar un papel activo en su propio itinerario asistencial. Como enfermera, tiene un papel vital que desempeñar ayudando a los pacientes a comprender sus opciones, proporcionándoles información detallada y apoyándoles para que tomen decisiones que reflejen sus valores y preferencias.

Respeto de la autonomía :

- **Derecho a la información:** informe a los pacientes de su derecho a conocer los detalles de su enfermedad, las opciones de tratamiento y sus implicaciones.
- **Papel activo:** Anime a los pacientes a asumir un papel activo en la toma de decisiones sobre sus cuidados, basándose en sus preferencias y valores.

Comprender las opciones :

- **Explicaciones detalladas:** Ofrezca explicaciones claras y detalladas de las diferentes opciones de tratamiento, utilizando un lenguaje accesible.
- **Ventajas e inconvenientes:** Discuta las ventajas y desventajas de cada opción, teniendo en cuenta las consideraciones médicas y las preferencias del paciente.

Implicación de la familia y los amigos :

- **Inclusión de las familias:** Incluya a la familia del paciente en las discusiones sobre la toma de decisiones, ya que pueden ofrecer un apoyo y una perspectiva adicionales.
- **Consenso:** Anime a los pacientes y a sus familias a trabajar juntos para llegar a un consenso sobre las opciones de cuidados.

Consideración de valores y preferencias :

- **Debate sobre valores:** Explore los valores personales del paciente y cómo influyen en sus preferencias de cuidados al final de la vida.
- **Contexto vital:** Comprender el contexto vital del paciente, incluidas las creencias religiosas, culturales y familiares, para orientar las decisiones.

Planificación avanzada de cuidados :

- **Directivas anticipadas :** Hable de la posibilidad de que el paciente redacte unas directrices anticipadas para expresar sus deseos respecto a los cuidados futuros.
- **Persona de confianza:** Anime a los pacientes a designar a una persona de confianza para que tome decisiones médicas en su nombre en caso necesario.

Evaluación continua :

- **Revisión periódica:** Revisar las decisiones tomadas periódicamente, teniendo en cuenta los cambios en el estado de salud del paciente y la evolución de sus preferencias.

- **Adaptación:** Esté preparado para adaptar los planes de cuidados a medida que evolucionen la situación y los deseos del paciente.

La toma de decisiones informada permite a los pacientes mantener el control de su recorrido asistencial, teniendo en cuenta sus valores y preferencias. Al ayudar a los pacientes a comprender sus opciones y facilitar debates abiertos, usted contribuye a crear una experiencia del final de la vida centrada en el paciente y que respeta sus deseos.

Implicar a los pacientes y a sus familias en las decisiones asistenciales

Implicar al paciente y a su familia en las decisiones sobre los cuidados es una práctica esencial en los cuidados paliativos. Como enfermera, usted desempeña un papel clave a la hora de facilitar debates abiertos y promover la colaboración entre el paciente, su familia y el equipo asistencial, para garantizar que las opciones asistenciales se ajustan a los valores, las preferencias y las necesidades del paciente.

Crear un entorno inclusivo:
- **Reuniones familiares:** Organice reuniones familiares para debatir las opciones de cuidados y permitir que todos los miembros compartan sus puntos de vista.
- **Fomentar la expresión: Asegúrese de que** cada miembro de la familia se siente animado a expresar sus preocupaciones y opiniones.

Compartir información :
- **Explicaciones claras:** Proporcione información clara sobre la situación médica del paciente, utilizando un lenguaje accesible para todos los miembros de la familia.
- **Opciones de cuidados:** Explique detalladamente las diferentes opciones de cuidados disponibles, destacando las ventajas y desventajas de cada elección.

Facilitar la toma de decisiones :
- **Debates guiados:** Facilite debates abiertos formulando preguntas abiertas que permitan al paciente y a su familia expresar sus preferencias y preocupaciones.
- **Equilibrar las voces: Asegúrese de que la** voz del paciente se tiene en cuenta y se equilibra con las de los familiares.

Considerar los valores y las preferencias :

- **Entrevistas individuales:** Si es necesario, organice entrevistas individuales con el paciente y cada uno de los miembros de su familia para conocer sus valores y preferencias.
- **Enfoque respetuoso: Tener** en cuenta las creencias religiosas, culturales y personales de cada uno a la hora de tomar decisiones.

Trabajar con el equipo asistencial:

- **Coordinación:** Trabaje con otros miembros del equipo asistencial para asegurarse de que se comparte toda la información y se comprenden las opciones asistenciales.
- **Derivaciones:** Si hay que tomar decisiones complejas, derive al paciente y a su familia a asesores médicos o especialistas para que le asesoren.

Fijación de objetivos asistenciales :

- **Prioridades del paciente:** Identifique los objetivos asistenciales del paciente y su familia, ya estén relacionados con el tratamiento del dolor, la calidad de vida u otros aspectos.
- **Plan de cuidados personalizado:** elabore un plan de cuidados personalizado que tenga en cuenta los objetivos y las preferencias de cada persona.

Implicar al paciente y a su familia en las decisiones asistenciales garantiza que el plan de cuidados esté centrado en el paciente y refleje sus necesidades y valores. Al facilitar debates abiertos y fomentar la colaboración, usted crea un entorno en el que el paciente y su familia se sienten apoyados y escuchados, lo que contribuye a que la experiencia del final de la vida sea más respetuosa y significativa.

Uso de directivas anticipadas y testamentos vitales
Las voluntades anticipadas y los testamentos vitales son herramientas importantes en los cuidados paliativos para ayudar a los pacientes a expresar sus deseos sobre sus cuidados futuros y el final de su vida. Como enfermera, puede desempeñar un papel vital informando a los pacientes y a sus familias sobre estos documentos y ayudándoles a redactarlos, asegurándose de que se respeten sus decisiones aunque después no puedan expresar sus deseos.

Directivas anticipadas :

- **Definición:** Explique a pacientes y familiares qué son las voluntades anticipadas, que son documentos legales que permiten a los pacientes indicar por adelantado los cuidados que desean recibir o rechazar en caso de incapacidad para comunicarse.
- **Contenido:** Ayude a los pacientes a comprender las distintas opciones de cuidados, como la reanimación, la alimentación artificial, etc., y a elegir las que correspondan a sus valores.
- **Registro:** Explique cómo registrar las voluntades anticipadas ante las autoridades competentes y cómo compartirlas con el equipo asistencial.

Testamentos vitales :

- **Definición:** Informar a los pacientes y a sus familiares sobre los testamentos vitales, que son documentos narrativos que permiten a los pacientes compartir sus valores, creencias y preferencias de cuidados.
- **Contenido:** Ayude a los pacientes a reflexionar y a escribir la historia de su vida, sus preferencias de cuidados y lo que es importante para ellos.
- **Utilización:** Explicar cómo los testamentos vitales pueden orientar las decisiones sobre los cuidados y cómo pueden compartirse con el equipo asistencial y los familiares.

Facilitar la conversación :

- **Discusión abierta:** Anime a los pacientes a discutir sus preferencias asistenciales con sus seres queridos y a incluir estas discusiones en sus voluntades anticipadas o testamento vital.
- **Explorar los valores:** Ayude a los pacientes a reflexionar sobre los valores que guían sus decisiones asistenciales, especialmente al final de la vida.

Coordinación con el equipo asistencial :

- **Compartir documentos:** Asegúrese de que las voluntades anticipadas y los testamentos vitales se incluyen en el historial médico del paciente y se comparten con otros miembros del equipo asistencial.
- **Revisión periódica:** Anime a los pacientes a revisar y actualizar sus voluntades anticipadas y testamentos vitales a medida que cambien sus preferencias y su estado de salud.

El uso de voluntades anticipadas y testamentos vitales otorga a los pacientes el poder de controlar sus cuidados futuros y garantizar que se respeten sus decisiones. Al explicar estos documentos, ayudar a elaborarlos y coordinar su uso con el equipo asistencial, usted se asegura de que se respeten los deseos de los pacientes a lo largo de su recorrido por los cuidados paliativos.

Dilemas éticos y consideración de los valores del paciente

Cómo abordar los dilemas éticos en los cuidados paliativos

Los cuidados paliativos suelen ir acompañados de complejos dilemas éticos, dadas las difíciles decisiones que pueden surgir al final de la vida. Como enfermera, es esencial reconocer y abordar estos dilemas de forma ética y respetuosa, teniendo en cuenta el bienestar, las preferencias y los derechos del paciente.

Reconocimiento del dilema :
- **Sensibilidad ante situaciones complejas:** Esté atento a las situaciones en las que las opciones de cuidados puedan ser conflictivas o difíciles, prestando atención a los valores y preferencias del paciente.
- **Consulta con el equipo** asistencial**:** Mantenga conversaciones periódicas con los miembros del equipo asistencial para compartir perspectivas y consejos sobre la gestión de los dilemas éticos.

Toma de decisiones éticas :
- **Autonomía del paciente:** Respete el derecho del paciente a tomar decisiones con conocimiento de causa y asegúrese de que se le informa de todas las opciones disponibles.
- **Beneficencia:** Garantizar que las opciones asistenciales promuevan el bienestar y la calidad de vida del paciente.
- **No maleficencia:** Evitar causar daños innecesarios al paciente y tener en cuenta sus preferencias de tratamiento.

Comunicación abierta:
- **Discusión multidisciplinar:** Discuta los dilemas éticos con el equipo asistencial, incluidos médicos, trabajadores

sociales y asesores, para obtener una variedad de perspectivas.

- **Inclusión del paciente:** entable una comunicación abierta con el paciente y su familia para discutir los dilemas éticos y sus implicaciones.

Respeto de los valores y creencias :

- **Consideración de los valores: Tenga en cuenta los** valores religiosos, culturales y personales del paciente a la hora de tomar decisiones éticas.
- **Consulta externa:** Si el dilema ético es complejo, considere la posibilidad de consultar a especialistas en ética médica o comités de ética para obtener asesoramiento y recomendaciones.

Documentar las decisiones :

- **Registros completos:** Documente las discusiones y decisiones tomadas en relación con los dilemas éticos, asegurándose de que todo queda claramente registrado en el expediente médico del paciente.
- **Justificación:** Incluya el razonamiento que subyace a las decisiones tomadas, demostrando que se han tenido en cuenta las consideraciones éticas.

Apoyo emocional :

- **Apoyo al equipo:** Ofrezca apoyo emocional al equipo asistencial, ya que la gestión de los dilemas éticos puede suponer un reto emocional.
- **Apoyo al paciente:** Ofrezca apoyo emocional a los pacientes y sus familias durante el proceso de toma de decisiones, ayudándoles a comprender las opciones y las implicaciones.

La gestión de los dilemas éticos en los cuidados paliativos requiere un enfoque reflexivo y de colaboración. Abordando estas situaciones con sensibilidad, teniendo en cuenta los principios éticos e implicando al paciente y al equipo asistencial, ayudará a crear un entorno en el que las decisiones se tomen en el mejor interés del paciente y respetando sus valores y deseos.

Respetar las creencias religiosas y culturales del paciente

El respeto de las creencias religiosas y culturales del paciente es de vital importancia en los cuidados paliativos, ya que garantiza que la atención se adapte a los valores y preferencias individuales. Como enfermera, usted desempeña un papel fundamental a la hora de garantizar que los cuidados respeten las creencias y prácticas religiosas de los pacientes, así como sus costumbres culturales.

Formación continua :

- **Familiarización con las culturas:** Aprenda los fundamentos de las creencias y prácticas religiosas y culturales más comunes para comprender mejor las necesidades de los pacientes.
- **Consulta con expertos:** Si es necesario, consulte a recursos o asesores religiosos y culturales para comprender mejor las necesidades específicas.

Comunicación abierta:

- **Conversación temprana:** Desde el principio, entable conversaciones abiertas sobre las creencias religiosas y culturales del paciente para comprender cómo pueden influir en sus preferencias asistenciales.
- **Preguntas abiertas:** Formule preguntas abiertas para que los pacientes puedan expresar sus preocupaciones y preferencias relacionadas con sus creencias.

Atención personalizada :

- **Plan de cuidados individual:** Desarrolle un plan de cuidados adaptado a las creencias religiosas y culturales del paciente, asegurándose de que sea respetuoso y significativo.
- **Costumbres funerarias: Infórmese sobre** las costumbres funerarias específicas y asegúrese de respetarlas en caso de fallecimiento del paciente.

Alimentación y rituales religiosos :

- **Dietas:** Respetar las dietas específicas dictadas por las creencias religiosas del paciente, asegurándose de que las comidas se ajustan a sus prácticas.
- **Rituales religiosos:** Proporcione espacio y apoyo para que el paciente practique rituales religiosos, como la oración o la meditación.

Observancia de los Días Santos :

- **Adaptar los cuidados:** Si el paciente observa días sagrados específicos, adapte los cuidados en consecuencia para tener en cuenta estos requisitos.
- **Consulta previa: Hable** con el paciente y su familia para comprender los ajustes necesarios durante las fiestas religiosas.

Confidencialidad y respeto :
- **Proteger la confidencialidad: Asegurarse** de que la información religiosa y cultural de los pacientes se trata con el máximo respeto y confidencialidad.
- **Enfoque respetuoso:** Muestre respeto por los objetos y símbolos religiosos del paciente, evitando cualquier actitud o comentario insensible.

El respeto de las creencias religiosas y culturales del paciente es fundamental para proporcionar unos cuidados paliativos de calidad. Al establecer una comunicación abierta, adaptar los cuidados a las necesidades específicas y mostrar respeto por las prácticas religiosas y culturales, usted crea un entorno en el que el paciente se siente comprendido y apoyado, lo que contribuye a una experiencia del final de la vida respetuosa y centrada en el paciente.

Conflictos éticos: trabajar con el equipo médico y la familia

La gestión de los conflictos éticos en los cuidados paliativos puede ser especialmente delicada debido a la complejidad de las situaciones y a las emociones implicadas. Como enfermera, su papel es facilitar la colaboración entre el equipo médico, la familia del paciente y otras partes interesadas, para encontrar soluciones que respeten los valores y las necesidades de todos.

Reconocimiento precoz :
- **Concienciación:** Esté atento a los primeros signos de conflicto ético, como los desacuerdos sobre las opciones de tratamiento o las preferencias de un paciente al final de su vida.
- **Apertura a la comunicación:** Cree un entorno en el que los miembros del equipo médico y la familia del paciente se sientan cómodos para expresar sus preocupaciones.

Comunicación transparente :
- **Compartir la información:** Asegúrese de que todas las partes interesadas están informadas de forma completa y precisa sobre la situación médica y las opciones de tratamiento.
- **Escucha activa:** Escuche atentamente las preocupaciones del equipo médico y de la familia, mostrando empatía y comprensión.

Reunión multidisciplinar :

- **Inclusión del equipo médico:** Organice reuniones con médicos, enfermeras, trabajadores sociales y otros profesionales sanitarios para debatir abiertamente las opciones de tratamiento y los dilemas éticos.
- **Intercambio de perspectivas:** Anime a cada miembro del equipo a compartir su perspectiva, teniendo en cuenta los diferentes puntos de vista.

Facilitar la mediación :

- **Papel del mediador:** Si el conflicto persiste, considere la posibilidad de involucrar a un mediador neutral para facilitar la comunicación y la resolución.
- **Fomentar el respeto mutuo:** Ayudar a las partes interesadas a centrarse en los intereses del paciente y encontrar soluciones que respeten sus deseos y valores.

Ética y práctica clínica :

- **Alineación con los principios éticos:** Garantizar que las decisiones tomadas estén alineadas con los principios éticos de beneficencia, no maleficencia, autonomía y justicia.
- **Consulta a expertos:** Si es necesario, solicite el asesoramiento de especialistas en ética médica o comités de ética para obtener más orientación.

Apoyo emocional :

- **Apoyo familiar:** Ofrezca apoyo emocional a la familia del paciente, ayudándoles a comprender las opciones de tratamiento y las consideraciones éticas.
- **Gestión del estrés:** También debe ofrecer apoyo emocional al equipo médico, ya que la gestión de los conflictos éticos puede ser estresante.

La gestión de los conflictos éticos requiere un enfoque de colaboración y una comunicación abierta. Al promover la transparencia, facilitar los debates multidisciplinares y buscar soluciones que respeten los valores y las necesidades de todas las partes interesadas, usted contribuye a crear un entorno en el que los dilemas éticos se abordan de forma constructiva y centrada en el paciente.

Capítulo 7

Apoyo a familiares y amigos

El papel crucial de las familias en los cuidados paliativos

Reconocer el papel central de los familiares en el proceso asistencial

Los familiares desempeñan un papel esencial en el proceso de los cuidados paliativos, ya que a menudo son los principales cuidadores y el apoyo emocional de los pacientes al final de la vida. Como enfermera, es crucial reconocer y respetar el papel central que desempeñan los familiares y colaborar estrechamente con ellos para garantizar el bienestar general del paciente.

Evaluación del papel de las relaciones estrechas :

- **Sensibilización: Sea consciente** de la importancia de los familiares como miembros clave del equipo de atención y apoyo a los pacientes al final de la vida.
- **Agradecimiento:** Exprese su gratitud a las personas cercanas por su compromiso y dedicación al bienestar del paciente.

Escucha y comunicación :

- **Escucha activa:** Tómese el tiempo necesario para escuchar atentamente las preocupaciones, preguntas y necesidades de las personas cercanas al paciente.
- **Comunicación abierta: Ofrezca** información transparente sobre el estado del paciente, las opciones de cuidados y las decisiones, animando a los familiares a hacer preguntas.

Colaboración e intercambio de información :

- **Toma de decisiones compartida:** Implicar a los familiares en la toma de decisiones sobre los cuidados del paciente, teniendo en cuenta sus preferencias y las del paciente.
- **Coordinación:** Trabaje en estrecha colaboración con los familiares para coordinar los cuidados y las necesidades del paciente, manteniendo una comunicación regular.

Apoyo emocional :

- **Apoyo a los seres queridos:** Ofrezca apoyo emocional a las personas cercanas al paciente, ya que pueden sentir estrés, ansiedad y tristeza durante este difícil periodo.
- **Escuchar con empatía:** Sea empático con las emociones de sus seres queridos y proporcióneles un espacio seguro para que expresen sus sentimientos.

Formación y educación :
- **Información sobre cuidados:** eduque a sus seres queridos sobre cuidados paliativos, tratamiento del dolor, síntomas y opciones de cuidados disponibles.
- **Elementos prácticos:** Explicar las tareas prácticas, como la administración de la medicación, para que los familiares se sientan competentes y seguros.

Inclusión en los cuidados :
- **Asistencia en los cuidados diarios:** Anime a los familiares a participar en los cuidados diarios del paciente, como la higiene personal y la alimentación.
- **Confort y presencia:** Permita que los familiares se queden con el paciente para proporcionarle confort y compañía.

Reconocer el papel central de los familiares en el proceso de cuidados paliativos refuerza el enfoque holístico de la asistencia y garantiza una experiencia más duradera para el paciente. Al trabajar en colaboración con los seres queridos, se crea un entorno en el que los familiares y amigos del paciente se sienten incluidos y respetados, lo que contribuye a que la experiencia del final de la vida sea más digna y significativa.

El impacto emocional de los cuidados paliativos en las familias

Los cuidados paliativos tienen un profundo impacto emocional en las familias de los pacientes al final de la vida, ya que se enfrentan a retos emocionales, psicológicos y prácticos durante todo el proceso. Como enfermera, es importante reconocer y responder a este impacto emocional, ofreciendo un apoyo afectuoso y ayudando a las familias a afrontar los retos que se presentan.

Conmoción y negación :
- **Comprender el proceso:** Reconocer que las familias pueden experimentar un shock inicial y dificultades para aceptar la realidad de una enfermedad terminal.
- **Apoyo emocional:** Ofrezca un espacio para que las familias expresen sus emociones y proporcione apoyo empático durante esta difícil fase.

Culpa e ira:
- **Sentimientos de culpa:** Comprenda que las familias pueden sentirse culpables por no haber podido prevenir la

enfermedad o por no haber podido proporcionar todos los cuidados necesarios.

- **Gestión de la ira:** Ofrezca consejos para hacer frente a la ira y la frustración, fomentando formas sanas de liberar estas emociones.

Ansiedad y preocupación :

- **Incertidumbre:** Reconozca que las familias pueden sentirse ansiosas ante la incertidumbre del futuro y los rápidos cambios en el estado de salud del paciente.

- **Información y educación:** Proporcione información clara sobre la enfermedad, las opciones de cuidados y las expectativas, para reducir la ansiedad.

Duelo anticipado:

- **Proceso de duelo:** Comprenda que las familias pueden iniciar un proceso de duelo temprano mientras el paciente aún vive, que puede ser emocionalmente complejo.

- **Apoyo en el duelo:** Ofrezca apoyo para afrontar estas emociones y explique que el duelo anticipado es una reacción normal.

Impacto en la dinámica familiar :

- **Ajustes:** Reconozca que los papeles y la dinámica familiares pueden cambiar a medida que la familia apoya al paciente al final de la vida.

- **Comunicación:** Fomente la comunicación abierta entre los miembros de la familia para resolver conflictos y preservar los vínculos.

Autocuidado para familias :

- **Fomentar el autocuidado:** Recuerde a las familias la importancia de cuidar de sí mismas durante esta época estresante, ofreciéndoles consejos sobre cómo gestionar su propio bienestar.

- **Recursos de apoyo:** Remita a las familias a grupos de apoyo, asesores o recursos que les ayuden a hacer frente a su propio impacto emocional.

Reconocer el impacto emocional de los cuidados paliativos en las familias es clave para proporcionar un apoyo holístico. Al ofrecer apoyo emocional, información clara y recursos para controlar el estrés, usted ayuda a las familias a superar los retos emocionales del final de la vida de su ser querido, contribuyendo a una experiencia más reconfortante y significativa para todos los miembros de la familia.

Trabajar con las familias para ofrecer una atención óptima
Trabajar con las familias es esencial para proporcionar una atención óptima en cuidados paliativos, ya que aportan valiosos conocimientos sobre el paciente, sus preferencias y su historia. Como enfermera, trabajar en colaboración con las familias ayuda a crear un plan de cuidados más completo y centrado en el paciente.

Establecer una relación de confianza :
- **Cálida bienvenida:** Cree un entorno acogedor y tranquilizador para las familias, de modo que se sientan cómodas compartiendo sus preocupaciones.
- **Escucha activa:** Practique la escucha atenta y respetuosa para demostrar a las familias que sus voces son escuchadas.

Intercambio de información :
- **Transparencia:** Comparta información relevante sobre el estado de salud del paciente, las opciones de tratamiento y los objetivos de la atención.
- **Formación continua:** Proporcione información educativa sobre cuidados paliativos, gestión de síntomas y recursos disponibles.

Planificación colaborativa :
- **Inclusión de las preferencias del paciente:** Implique a las familias en la elaboración del plan de cuidados, teniendo en cuenta las preferencias y valores del paciente.
- **Ajustes continuos:** Trabaje con las familias para ajustar el plan de cuidados en función de los cambios en el estado de salud del paciente.

Coordinación de cuidados :
- **Gestión de la transición:** Trabajar con las familias para facilitar las transiciones entre diferentes niveles de atención y centros médicos.
- **Participación activa:** Anime a las familias a ser socios activos en la coordinación de los cuidados, asegurándose de que la información se comparte entre todos los proveedores de cuidados.

Apoyo emocional y práctico :
- **Apoyo en caso de duelo:** Ofrezca apoyo empático en caso de duelo antes y después de la muerte del paciente, proporcionando recursos de apoyo en caso de duelo.

- **Orientación práctica:** Remita a las familias a recursos que les ayuden a desenvolverse en los aspectos prácticos de los cuidados paliativos y el duelo.

Teniendo en cuenta las necesidades de la familia :

- **Escuchar las necesidades:** Pregunte a las familias por sus necesidades específicas en términos de apoyo emocional, recursos e información.
- **Adaptar los cuidados:** Utilizar la información proporcionada por las familias para adaptar los cuidados a las necesidades generales del paciente y su familia.

Trabajar con las familias enriquece la experiencia de los cuidados paliativos al crear una asociación asistencial centrada en el paciente. Al trabajar juntos para desarrollar planes de cuidados, proporcionar apoyo emocional y coordinar la atención, usted ayuda a crear un entorno en el que las familias se sienten apoyadas y los pacientes se benefician de una experiencia más holística y confortable al final de la vida.

Acompañamiento y apoyo emocional para los seres queridos

Proporcionar apoyo emocional en momentos de estrés

Las familias de los pacientes de cuidados paliativos pasan a menudo por periodos de intenso estrés emocional. Como enfermera, usted tiene un papel importante que desempeñar a la hora de proporcionar un apoyo emocional compasivo y ayudar a las familias a sobrellevar estos momentos difíciles.

Presencia empática :

- **Esté presente: Ofrezca** su presencia atenta y compasiva a las familias, demostrando que está ahí para apoyarlas.
- **Escucha activa:** Escuche activamente sus preocupaciones, emociones e inquietudes, sin juzgarlas.

Validación de las emociones :

- **Validación:** Valide las emociones de las familias mostrándoles que sus reacciones son normales en situaciones estresantes como éstas.
- **Empatía:** Muestre empatía expresando su comprensión y simpatía por lo que están pasando.

Confort y apoyo práctico :
- **Apoyo emocional:** Ofrezca palabras de consuelo y apoyo para ayudar a las familias en sus momentos de angustia.
- **Apoyo práctico:** Ofrezca ayuda con las tareas prácticas y organizativas que pueden aumentar el estrés, como coordinar los cuidados o encontrar recursos.

Remisión a recursos :
- **Grupos de apoyo:** Remita a las familias a grupos de apoyo o a terapeutas especializados en cuidados paliativos.
- **Consejeros y terapeutas:** Anime a las familias a buscar la ayuda de un consejero o terapeuta para obtener apoyo emocional profesional.

Controlar la ansiedad :
- **Técnicas de gestión del estrés:** Enseñanza de técnicas de respiración, relajación y meditación para ayudar a las familias a gestionar su ansiedad.
- **Prácticas de** atención plena : Mostrar cómo la atención plena puede ayudar a reducir el estrés centrándose en el momento presente.

Fomentar el cuidado personal:
- **Autocuidado:** Recuerde a las familias la importancia de cuidarse realizando actividades que les nutran emocionalmente.
- **Pausas y descanso:** Anime a las familias a tomarse descansos regulares para evitar el agotamiento emocional.

Proporcionar apoyo emocional en momentos de estrés es una parte crucial de los cuidados paliativos. Ofreciendo apoyo empático, consejos prácticos y recursos para el control del estrés, usted ayuda a las familias a sobrellevar mejor las emociones intensas y a mantener el equilibrio emocional durante estos momentos difíciles.

Ofrecer recursos para ayudar a sus seres queridos a sobrellevar la situación

Los familiares de los pacientes de cuidados paliativos a menudo necesitan recursos que les ayuden a afrontar los retos emocionales y prácticos de este periodo. Como enfermera, puede desempeñar un papel importante proporcionando información y derivaciones a los recursos adecuados.

Material informativo :

- **Folletos y prospectos:** Proporcione folletos y prospectos que expliquen los cuidados paliativos, los síntomas más comunes y los recursos de apoyo disponibles.
- **Guías prácticas:** Ofrezca guías prácticas sobre cómo cuidar a un paciente al final de la vida, incluyendo información sobre cuidados básicos y tratamiento de los síntomas.

Grupos de apoyo :

- **Derivación a grupos:** Informe a los familiares sobre los grupos de apoyo locales donde pueden conocer a otras personas con experiencias similares.
- **Grupos en línea:** Presente foros y grupos de debate en línea en los que sus seres queridos puedan conectar con otras personas en situaciones similares.

Asesores y terapeutas:

- **Derivaciones profesionales:** Proporcionar derivaciones a consejeros y terapeutas especializados en cuidados paliativos para obtener apoyo emocional profesional.
- **Asesoramiento sobre la selección:** Dar consejos sobre cómo elegir un profesional de la salud mental adecuado.

Recursos de autocuidado :

- **Técnicas de gestión del estrés:** Enseñe técnicas de relajación, respiración y meditación para ayudar a sus seres queridos a gestionar su propio estrés.
- **Actividades de bienestar:** Ofrezca actividades de bienestar, como yoga o senderismo, para ayudar a sus seres queridos a mantener su propia salud mental.

Instituciones y asociaciones :

- **Remisiones:** Remita a los familiares a las organizaciones y asociaciones especializadas en cuidados paliativos, que ofrecen información y apoyo.
- **Líneas de ayuda:** Facilite los números de teléfono de las líneas de ayuda para la salud mental, donde sus seres queridos pueden obtener apoyo si lo necesitan urgentemente.

Recursos para el duelo :

- **Literatura sobre el duelo:** Ofrezca libros y recursos en línea sobre el proceso de duelo para ayudar a los seres queridos a anticipar y gestionar su pena.

- **Grupos de** apoyo al duelo : Informe a los familiares sobre los grupos locales de apoyo al duelo en los que pueden encontrar apoyo tras la muerte del paciente.

Proporcionar recursos para ayudar a los familiares a sobrellevar la situación es un aspecto esencial de los cuidados paliativos. Al ofrecer información, orientación y asesoramiento sobre la gestión del estrés emocional, estará contribuyendo a aumentar la resiliencia de sus seres queridos y ayudándoles a superar este difícil momento con las herramientas y los conocimientos de que disponen.

Escuchar y validar las emociones de las familias en duelo

El proceso de duelo es un momento emocional complejo para las familias que han perdido a un ser querido en cuidados paliativos. Como enfermera, es crucial proporcionar un espacio para escuchar y validar las emociones que las familias puedan estar sintiendo durante este difícil momento.

Escucha activa :
- **Presencia atenta: Ofrezca** su presencia y toda su atención a las familias en duelo, estando disponible para escucharles siempre que lo necesiten.
- **Sin prejuicios:** Crear un entorno seguro en el que las familias se sientan cómodas expresándose sin miedo a ser juzgadas.

Validación de las emociones :
- **Empatía:** Muestre empatía reconociendo las emociones de las familias y expresando que sus sentimientos son legítimos.
- **Validación:** Utilice frases como "entiendo que te sientas así" para validar las emociones que comparten.

Fomentar la autoexpresión :
- **Abierto a la conversación:** Anime a las familias a expresar libremente sus emociones, recuerdos y preocupaciones.
- **Compartir experiencias:** Si procede, comparta historias personales para crear un sentimiento de conexión y comprensión mutua.

Evite los tópicos:
- **Evite los tópicos:** Evite utilizar frases hechas como "es lo mejor" o "el tiempo lo curará todo", ya que pueden minimizar las emociones de las familias.

- **Escuchar profundamente:** centrarse en escuchar en lugar de dar respuestas rápidas, lo que permite a las familias sentirse verdaderamente escuchadas.

Respeto a la evolución del duelo :

- **Escuchar a lo largo del tiempo:** Esté preparado para escuchar a las familias en duelo en diferentes momentos de su viaje, ya que sus emociones pueden cambiar con el tiempo.
- **Adaptar su enfoque:** Adapte su enfoque a las emociones específicas que comparten las familias en las diferentes etapas del duelo.

Remisiones a apoyo profesional :

- **Consejeros de duelo:** Si es necesario, recomiende consejeros de duelo especializados para obtener apoyo emocional profesional.
- **Grupos de** apoyo al duelo **:** Remita a las familias a grupos de apoyo al duelo donde puedan compartir sus emociones con otras personas que se enfrentan a una pérdida similar.

Escuchar y validar las emociones de las familias en duelo es un aspecto esencial de los cuidados paliativos. Proporcionando un espacio seguro para la expresión emocional y mostrando empatía, usted ayuda a las familias a sobrellevar su duelo y a encontrar consuelo durante estos momentos difíciles.

Gestión de conflictos familiares y dinámicas interpersonales

Identificar y gestionar los conflictos potenciales en el seno de la familia

Las familias que reciben cuidados paliativos pueden experimentar tensiones y conflictos emocionales debido a la presión de la situación y a las intensas emociones ligadas al final de la vida de un ser querido. Como enfermera, es importante reconocer y gestionar estos conflictos para mantener un entorno de apoyo y colaboración.

Señales de conflicto :
- **Comunicación difícil:** Identifique las dificultades de comunicación, las discusiones frecuentes o la falta de cooperación entre los miembros de la familia.
- **Tensiones visibles: Esté** atento a signos de tensión emocional o desacuerdos evidentes en sus interacciones con la familia.

Escucha y validación :
- **Escucha activa:** Proporcione un espacio para que los miembros de la familia expresen sus preocupaciones y puntos de vista.
- **Valide las emociones:** Valide las emociones y perspectivas de todos, demostrando que comprende su punto de vista.

Mediación :
- **Papel del mediador:** Si es necesario y con el acuerdo de las partes, actúe como mediador para facilitar la comunicación entre los miembros de la familia.
- **Equilibrio: Asegúrese de que** todos los miembros de la familia tienen la oportunidad de expresar sus opiniones y ser escuchados.

Gestión de las expectativas :
- **Aclarar las expectativas:** Ayude a aclarar las expectativas de cada miembro de la familia sobre los cuidados, las decisiones médicas y los papeles respectivos.
- **Comunicación abierta:** Fomente una comunicación abierta y honesta para evitar malentendidos.

Recordatorio del objetivo común :
- **Centrado en el paciente:** Recuerde a la familia que el objetivo común es el bienestar del paciente al final de la vida, y que el conflicto puede ser contraproducente.
- **Prioridad a la calidad de vida:** Subraye la importancia de preservar la calidad de vida y la dignidad del paciente en este momento.

Referencias al apoyo externo :
- **Consejeros familiares:** Remita a la familia a consejeros o terapeutas familiares que puedan ayudarles a gestionar los conflictos.
- **Intervención profesional:** Si los conflictos persisten, recomiende la intervención de un profesional de la salud mental para ayudar a resolverlos.

Confidencialidad :
- **Respeto de la confidencialidad:** Asegure a los miembros de la familia que sus discusiones y preocupaciones serán tratadas confidencialmente.
- **Limitaciones profesionales:** Explíqueles sus limitaciones como enfermera y ofrézcales ayuda para dirigirles a los recursos adecuados.

Gestionar los conflictos dentro de la familia en los cuidados paliativos puede ser complejo, pero es esencial para mantener un entorno de apoyo y comprensión mutua. Reconociendo los signos de conflicto, fomentando una comunicación abierta y ofreciendo recursos para la mediación, ayudará a mantener la armonía dentro de la familia y se asegurará de que el paciente recibe los mejores cuidados posibles durante este delicado periodo.

Facilitar la comunicación y la resolución de conflictos

Como enfermera, facilitar la comunicación y la resolución de conflictos en el seno de la familia es un aspecto crucial de su función. Una gestión eficaz de los conflictos ayuda a crear un entorno de apoyo óptimo para el paciente al final de la vida y sus seres queridos.

Crear un espacio de comunicación abierto :
- **Reuniones familiares:** Organice reuniones familiares periódicas para hablar de los cuidados, las decisiones médicas y las preocupaciones emocionales.
- **Escucha activa:** Practique la escucha atenta durante las discusiones en grupo, animando a cada miembro de la familia a expresarse.

Utilizar técnicas de comunicación :
- **Parafrasee:** Repita las preocupaciones del otro para asegurarse de que ha entendido correctamente.
- **Empatía:** Muestre empatía expresando que comprende las emociones y perspectivas de todos.

Fomentar la colaboración :
- **Céntrese en el paciente:** Recuérdese regularmente que el paciente al final de la vida es la prioridad, lo que puede ayudar a dejar de lado los desacuerdos.
- **Encontrar soluciones compartidas:** Anime a la familia a trabajar junta para encontrar soluciones que funcionen para todos.

Establecer reglas de comunicación :
- **Respeto** mutuo : Establezca normas de comunicación que fomenten el respeto mutuo, incluso en caso de desacuerdo.
- **Evite culpar:** Anime a la familia a evitar culpar a otros miembros y a centrarse en las soluciones.

Intervención en conflictos :
- **Mediación:** Si el conflicto persiste, ofrézcase como mediador para facilitar la conversación entre los miembros de la familia.
- **Mantenga la neutralidad:** Durante la mediación, mantenga una posición neutral y asegúrese de que cada parte se siente escuchada.

Desarrollar las habilidades de comunicación :
- **Formación:** Ofrezca sesiones de formación en comunicación a los miembros de la familia, centradas en la escucha activa y la resolución de conflictos.
- **Repita los mensajes** clave: Repita los mensajes clave para asegurarse de que la información se entiende y se integra.

Mantener informado al paciente:
- **Transparencia:** Informe a los pacientes sobre las discusiones familiares que les conciernan, respetando sus preferencias de confidencialidad.
- **Inclusión del paciente:** Si el paciente lo desea, inclúyale en las discusiones familiares para que pueda expresar sus preocupaciones.

Facilitar la comunicación y la resolución de conflictos en el seno de la familia requiere habilidades de comunicación sensibles y un enfoque paciente. Al fomentar la franqueza, la colaboración y el respeto mutuo, usted ayuda a crear un entorno propicio para tomar decisiones informadas y mantener unas relaciones armoniosas durante esta época tan cargada emocionalmente.

Apoyo continuo para preservar las relaciones familiares

Preservar las relaciones familiares durante los cuidados paliativos es esencial para garantizar el bienestar del paciente al final de su vida y el apoyo emocional de sus seres queridos. Como enfermera, puede desempeñar un papel crucial en la prestación de apoyo continuo para mantener unas relaciones familiares sólidas y armoniosas.

Sensibilizar sobre la importancia de las relaciones familiares :
- **Debate: Hable** con la familia sobre la importancia de la solidaridad y la cooperación en estos tiempos difíciles.
- **Reforzar los lazos:** Recuerde a las familias que unos lazos fuertes pueden reconfortar al paciente y a sus seres queridos.

Educación sobre el duelo y las emociones :
- **Comunicación abierta:** Anime a las familias a expresar sus emociones y a discutir sus preocupaciones con sinceridad.
- **Normalizar el duelo:** Explique que cada persona puede reaccionar de forma diferente ante el duelo y que esto puede afectar a las relaciones.

Fomentar la comunicación continua :
- **Reuniones periódicas:** Organice reuniones familiares periódicas para hablar de los cuidados, las decisiones y las preocupaciones.
- **Escucha activa:** Promueva la escucha atenta y anime a cada miembro de la familia a compartir sus opiniones y preocupaciones.

Prevenir los malentendidos :
- **Aclarar la información:** Asegúrese de que todos los miembros de la familia comprenden claramente la información sobre los cuidados y las decisiones médicas.
- **Repetir la información clave:** Repita la información importante para asegurarse de que todos la entienden.

Reforzar los roles positivos:
- **Resaltar los puntos fuertes:** Identifique y fomente los puntos fuertes y las habilidades de cada miembro de la familia para aumentar su confianza.
- **Asignación de funciones:** Implique a los miembros de la familia en los cuidados y las tareas de acuerdo con sus habilidades y preferencias.

Referencias a recursos externos :
- **Consejeros familiares:** Remita a las familias a consejeros familiares o terapeutas especializados en la gestión de las relaciones.
- **Grupos de apoyo:** Informe a las familias sobre los grupos de apoyo para familiares de pacientes de cuidados paliativos.

Creación de un entorno de apoyo :
- **Escuchar y apoyar: demuestre** que está disponible para escuchar las preocupaciones de las familias y ofrecer consejo cuando sea necesario.
- **Neutralidad:** Sea neutral y justo en sus interacciones con todos los miembros de la familia para evitar favorecer a determinados miembros.

Preservar las relaciones familiares durante los cuidados paliativos requiere un apoyo continuo y una comunicación abierta. Al fomentar la escucha, la comprensión mutua y la armonía, usted contribuye a crear un entorno en el que las familias se sienten respaldadas, lo que es esencial para el bienestar del paciente al final de la vida y para ayudar a sus seres queridos a superar este difícil periodo.

Capítulo 8

Confort
y
cuidados
al final
de la vida

Preparación para el final de la vida y cuidados paliativos

Explorar las expectativas y preferencias de los pacientes al final de la vida

Explorar las expectativas y preferencias del paciente al final de la vida es un aspecto esencial de los cuidados paliativos. Como enfermera, su papel es crear un espacio seguro y respetuoso en el que el paciente pueda expresar sus deseos, necesidades y preocupaciones sobre los cuidados al final de la vida. Esto es crucial para proporcionar unos cuidados personalizados que respeten la dignidad y la calidad de vida del paciente.

Crear un entorno favorable :
- **Confidencialidad:** Asegúrese de que el entorno es privado y de que el paciente se siente seguro para compartir sus pensamientos y preferencias.
- **Empatía:** Muestre empatía y sensibilidad hacia el paciente, demostrando que está ahí para escucharle y apoyarle.

Fomentar la expresión de expectativas:
- **Preguntas abiertas:** Haga preguntas abiertas para animar a los pacientes a compartir sus expectativas, deseos y preocupaciones.
- **Tómese su tiempo:** conceda a los pacientes tiempo suficiente para pensar y expresarse, sin que se sientan apresurados.

Explorando el cuidado y el confort:
- **Tratamientos médicos:** Discuta las opciones de tratamiento disponibles y los objetivos de los cuidados en función de la situación del paciente.
- **Cuidados** paliativos **:** Explique las opciones de cuidados paliativos y al final de la vida para ayudar a los pacientes a comprender las opciones de que disponen.

Discutir las preferencias de ubicación :
- **Lugar de los cuidados:** Pregunte al paciente si tiene alguna preferencia sobre el lugar en el que le gustaría recibir sus cuidados paliativos, ya sea en casa, en un hospicio o en el hospital.
- **Entorno familiar: Averigüe** si el paciente desea estar rodeado de familiares y amigos durante este periodo.

Exploración de valores y creencias :
- • **Creencias espirituales:** Si el paciente tiene creencias espirituales, hable de cómo éstas pueden influir en sus deseos sobre los cuidados al final de la vida.
- • **Valores personales:** Explore los valores personales del paciente y cómo pueden orientar las decisiones sobre los cuidados.

Registro de decisiones :
- • **Documente las preferencias:** Asegúrese de anotar las preferencias y deseos del paciente en su historial médico para fundamentar futuras decisiones.
- • **Documentos legales:** Si el paciente lo desea, hable de la redacción de documentos legales como las voluntades anticipadas y los testamentos vitales.

Explorar las expectativas y preferencias de un paciente al final de su vida requiere un enfoque sensible y respetuoso. Estableciendo una comunicación abierta, haciendo preguntas pertinentes y escuchando atentamente, puede ayudar al paciente a expresar sus deseos y a tomar decisiones informadas sobre sus cuidados al final de la vida. Esto ayuda a honrar la dignidad del paciente y a proporcionarle unos cuidados que respeten sus valores y elecciones.

Crear un entorno cómodo y relajante
Crear un entorno cómodo y relajante es un aspecto esencial de los cuidados paliativos para los pacientes al final de la vida. Como enfermera, puede ayudar a proporcionar un espacio que promueva el bienestar emocional, físico y espiritual del paciente, así como su comodidad durante este momento crítico.

Ordenación del territorio :
- • **Luminosidad:** Asegúrese de que la iluminación de la habitación es suave y relajante, evitando las luces brillantes que podrían causar molestias.
- • **Disposición:** Disponga el mobiliario de forma que cree un espacio abierto y de fácil acceso para el paciente y los visitantes.

Mobiliario confortable :
- • **Cama cómoda:** Asegúrese de que la cama del paciente está equipada con un colchón cómodo y cojines para favorecer un sueño reparador.

- **Sillas y zonas de descanso: Proporcione** sillas y zonas de descanso a los familiares y visitantes para que puedan permanecer cerca del paciente.

Crear una atmósfera relajante :

- **Música suave:** Ponga música suave y relajante para crear una atmósfera serena en la habitación.
- **Aromaterapia:** Utilice aceites esenciales como el de lavanda o manzanilla para conseguir una sensación de calma.

Personalizar el espacio :

- **Objetos familiares:** Si es posible, coloque objetos personales o familiares en la habitación del paciente para crear un ambiente familiar.
- **Fotos y recuerdos:** Exhiba fotos y recuerdos significativos para que el paciente se sienta rodeado de sus seres queridos.

Privacidad y confidencialidad :

- **Cortinas:** Utilice cortinas o mamparas para dar a los pacientes y a sus familiares un poco de intimidad.
- **Respeto del espacio:** Asegúrese de que se respetan las conversaciones confidenciales y los momentos íntimos entre los pacientes y sus familiares.

Ajuste de la temperatura :

- **Confort térmico: Asegúrese de que la** temperatura de la habitación se adapta a las preferencias del paciente, de modo que no sea ni demasiado caliente ni demasiado fría.
- **Mantas y cojines:** Disponga de mantas ligeras y cojines adicionales para satisfacer las necesidades del paciente.

Evitar estímulos incómodos :

- **Reducción del ruido:** Reducir al mínimo los ruidos fuertes o molestos que puedan perturbar la calma del entorno.
- **Control de la luz:** Utilice cortinas opacas para controlar la luz diurna y ayudar al paciente a descansar.

Crear un entorno cómodo y relajante para los pacientes de cuidados paliativos puede tener un impacto significativo en su bienestar general. Si tiene en cuenta las preferencias individuales del paciente y proporciona un ambiente que fomente la comodidad y la tranquilidad, estará contribuyendo a proporcionar un espacio en el que el paciente pueda sentirse rodeado de cuidados afectuosos durante esta delicada fase de la vida.

Planificación de los cuidados paliativos y el tratamiento de los síntomas

Planificar los cuidados paliativos y el manejo de los síntomas es un paso crucial en los cuidados paliativos para los pacientes al final de la vida. Como enfermera, usted desempeña un papel esencial en la elaboración de un plan de cuidados cuyo objetivo es mantener la calidad de vida del paciente al tiempo que se controlan eficazmente los síntomas asociados a su enfermedad.

Evaluación completa de los síntomas :
- **Síntomas físicos:** Identifique y evalúe síntomas físicos como el dolor, la disnea, las náuseas y la fatiga.
- **Síntomas psicológicos:** Explore síntomas psicológicos como la depresión, la ansiedad y la confusión.

Colaboración interdisciplinar :
- **Equipo de atención:** Colabore con el equipo médico, los profesionales de salud mental y los trabajadores sociales para crear un plan de atención integral.
- **Comunicación:** Comunicarse regularmente con otros miembros del equipo para garantizar una coordinación eficaz de los cuidados.

Personalizar el plan de cuidados :
- **Preferencias del paciente:** Incorpore las preferencias y prioridades del paciente al plan de cuidados para asegurarse de que recibe una atención adaptada a sus necesidades.
- **Objetivos asistenciales:** Identifique los objetivos asistenciales del paciente, ya sean aliviar el dolor, mantener la movilidad o fomentar la paz interior.

Tratamiento del dolor y los síntomas :
- **Medicación:** Planifique un tratamiento adecuado del dolor utilizando la medicación y las técnicas apropiadas.
- **Terapias no medicinales:** Incorpore terapias como la relajación, la meditación y la musicoterapia para controlar los síntomas.

Seguimiento regular :
- **Evaluación continua:** reevalúe periódicamente los síntomas del paciente y ajuste el plan de cuidados en función de sus progresos.
- **Escucha activa: Preste** atención a las señales del paciente sobre los cambios en los síntomas y las necesidades.

Educación del paciente y la familia :
- **Información sobre los síntomas:** Explique al paciente y a su familia los posibles síntomas y cómo manejarlos.
- **Manejo en casa:** Proporcione instrucciones sobre cómo manejar los síntomas en casa y qué hacer si empeoran.

Documentar y comunicar:
- **Historiales médicos:** Documente cuidadosamente el plan de cuidados, los síntomas y las intervenciones en el historial médico del paciente.
- **Comunicación transparente:** Comparta la información pertinente con el equipo asistencial para garantizar una atención holística.

La planificación de los cuidados paliativos y el tratamiento de los síntomas requiere un enfoque proactivo y coordinado. Trabajando con el equipo asistencial, adaptando el plan a las preferencias del paciente y vigilando cómo evoluciona la situación, usted contribuye a garantizar que el paciente reciba unos cuidados adecuados y de alta calidad, manteniendo al mismo tiempo una buena calidad de vida durante este delicado periodo.

Acompañar a los pacientes en sus últimos momentos

Presencia empática y apoyo emocional
La empatía y el apoyo emocional son aspectos esenciales de los cuidados paliativos para los pacientes al final de la vida. Como enfermera, usted desempeña un papel clave a la hora de proporcionar una escucha atenta, comprensión empática y apoyo emocional a los pacientes y sus familias durante este delicado periodo.

Establecer una presencia tranquila y afectuosa :
- **Enfoque no invasivo:** Respete el espacio del paciente a la vez que muestra que está disponible para cualquier interacción.
- **Contacto visual:** Establezca un contacto visual cálido para expresar su atención y compromiso.

Escucha activa y comprensión empática :
- **Escuchar sin juzgar:** Deje que el paciente se exprese libremente sin interrumpirle, juzgarle ni ofrecerle soluciones inmediatas.
- **Validación de las emociones:** Exprese empatía validando las emociones del paciente y mostrándole que comprende cómo se siente.

Apoyo emocional a las familias :
- **Dé la bienvenida a las emociones:** Proporcione un espacio en el que las familias puedan expresar abiertamente sus preocupaciones y emociones.
- **Compartir información:** Proporcione información honesta y comprensible para ayudar a las familias a entender mejor la situación.

Ofreciendo momentos de confort:
- **Presencia silenciosa:** Esté presente de forma silenciosa cuando el paciente o la familia necesiten pensar o reflexionar.
- **Apoyo emocional:** Ofrezca un contacto físico suave, como cogerse de la mano, si es apropiado y lo desea.

Validación de la experiencia :
- **Normalización:** Explique que las emociones, preocupaciones y experiencias del paciente son normales en este contexto.
- **Escuchar sin juzgar:** Evite juzgar las reacciones emocionales del paciente y asegúrese de que se siente seguro para compartirlas.

Satisfacer las necesidades espirituales y emocionales :
- **Preguntas espirituales:** Si el paciente expresa preguntas espirituales, entable conversaciones abiertas y respetuosas.
- **Presencia en los momentos importantes:** Esté presente en los momentos importantes, como las conversaciones sobre el final de la vida o los preparativos de la ceremonia funeraria.

Practicar la compasión en acción :
- **Ayudar en las pequeñas cosas:** Ofrezca su ayuda en las tareas cotidianas que puedan aliviar al paciente y a la familia.
- **Anticiparse a las necesidades:** Intente anticiparse a las necesidades emocionales y prácticas del paciente y su familia antes de que las expresen.

La presencia empática y el apoyo emocional que usted ofrece a los pacientes y a sus familias son elementos esenciales para crear un entorno de confianza, respeto y cariño. Escuchando activamente, mostrando empatía y respondiendo a las necesidades emocionales, usted contribuye a aliviar la carga emocional de todos y a apoyarles con sensibilidad durante esta delicada fase de la vida.

Aliviar la ansiedad y el malestar físico

Aliviar la ansiedad y el malestar físico es una prioridad en los cuidados paliativos para pacientes al final de la vida. Como enfermera, tiene un papel crucial que desempeñar para ayudar a los pacientes a sentirse más cómodos emocional y físicamente durante este delicado periodo.

Evaluación de la ansiedad :
- **Observación: Esté** atento a signos de ansiedad como agitación, nerviosismo y alteraciones del sueño.
- **Comunicación:** Haga preguntas abiertas para comprender las fuentes de la ansiedad del paciente.

Enfoques para aliviar la ansiedad :
- **Escucha activa:** Ofrezca un oído atento para que el paciente pueda expresar sus preocupaciones e inquietudes.
- **Técnicas de relajación:** Enseñe técnicas como la respiración profunda, la meditación y la visualización para reducir la ansiedad.

Gestión de las molestias físicas :
- **Dolor:** Asegúrese de que el plan de tratamiento del dolor se adapta a las necesidades del paciente y ajústelo en consecuencia.
- **Náuseas y vómitos:** Utilice medicación antiemética y ofrezca técnicas como la acupresión para aliviar estos síntomas.

Comunicación tranquilizadora :
- **Información clara:** Proporcione información sincera sobre la situación del paciente y las medidas adoptadas para controlar la ansiedad y el malestar.
- **Opciones de manejo:** Implique al paciente en las decisiones sobre los métodos de manejo de la ansiedad y el malestar.

Uso de terapias complementarias :

- **Terapia de masajes:** Si procede, ofrezca sesiones de masajes suaves para aliviar la tensión corporal y promover la relajación.
- **Terapias artísticas:** Anime al paciente a participar en actividades creativas como la pintura o la música para reducir el estrés.

Colaboración interdisciplinar :

- **Trabajo en equipo:** Colabore con médicos, psicólogos y otros profesionales sanitarios para ofrecer un enfoque integral.
- **Trabajo social:** Si es necesario, involucre a un trabajador social para que le ofrezca apoyo adicional con sus ansiedades y preocupaciones financieras.

Evaluación continua :

- **Ajustes:** Supervise la eficacia de las intervenciones y ajústelas si es necesario para garantizar la comodidad del paciente.
- **Reacción del paciente:** Escuche atentamente cómo reacciona el paciente a los distintos enfoques de alivio.

Al aliviar la ansiedad y las molestias físicas, usted contribuye a mejorar la calidad de vida del paciente al final de la vida. Su capacidad para escuchar, ajustar los cuidados a las necesidades individuales y colaborar con otros profesionales sanitarios desempeña un papel esencial a la hora de proporcionar unos cuidados compasivos adaptados a cada paciente.

Facilitar la comunicación final entre los pacientes y sus familiares

Facilitar la comunicación final entre el paciente y sus seres queridos es una tarea delicada pero importante en los cuidados paliativos para pacientes al final de la vida. Como enfermera, puede desempeñar un papel vital en la creación de un espacio en el que los pacientes y sus seres queridos puedan mantener conversaciones significativas, expresar sus sentimientos y compartir recuerdos preciosos.

Crear un espacio propicio para la comunicación :

- **Privacidad:** Asegúrese de que el entorno es tranquilo y privado, proporcionando un lugar donde las conversaciones puedan tener lugar sin interrupciones.
- **Presencia discreta:** Esté presente si sus seres queridos necesitan su apoyo, pero asegúrese de no interferir en sus intercambios.

Fomentar conversaciones importantes:

- **Discusión abierta:** Anime a los seres queridos y al paciente a discutir libremente cuestiones importantes como los deseos y preocupaciones al final de la vida.
- **Aclare los malentendidos:** Si surgen malentendidos, actúe como intermediario para ayudar a aclarar las cosas.

Apoyar la comunicación emocional :

- **Validaciones emocionales:** Muestre comprensión y empatía por las emociones expresadas por el paciente y sus allegados.
- **Expresar los sentimientos:** Anime a todos a compartir sus sentimientos y recuerdos sin juzgarlos.

Introducción a las preguntas difíciles :

- **Final de la vida:** Si el paciente lo desea, facilite las conversaciones sobre el final de la vida, los deseos respecto a los cuidados y las decisiones difíciles.
- **Planificación funeraria:** Si procede, ofrezca recursos para ayudar a planificar los preparativos funerarios.

Promover el intercambio de mensajes importantes:

- **Cartas y mensajes:** Anime a los pacientes y familiares a escribir cartas o mensajes para expresar sus pensamientos y sentimientos.
- **Cree recuerdos:** Facilite la creación de recuerdos tangibles como grabaciones de audio o vídeos para sus seres queridos.

Apoyar a los pacientes en sus objetivos de comunicación :

- **Dirigir la conversación:** Si el paciente lo desea, actúe como mediador para ayudar a guiar la conversación hacia los temas que desea tratar.
- **Conceda tiempo:** Sea paciente y dé tiempo al paciente para que exprese sus sentimientos.

Respetar las creencias espirituales :

- **Rituales y oraciones:** Si el paciente y la familia lo desean, apoye la práctica de rituales u oraciones significativos.

- **Consuelo espiritual:** Ofrezca apoyo espiritual si corresponde a las creencias del paciente y su familia.

Facilitar la comunicación final entre el paciente y sus seres queridos requiere una profunda sensibilidad y comprensión por parte de la enfermera. Creando un espacio abierto y afectuoso para las conversaciones, fomentando la expresión de sentimientos y apoyando las necesidades individuales del paciente y su familia, puede ayudar a crear momentos preciosos de conexión y despedida significativa.

Ritual y espiritualidad en los cuidados paliativos

Integrar las creencias espirituales y religiosas del paciente

Integrar las creencias espirituales y religiosas del paciente es una dimensión crucial de los cuidados paliativos para pacientes al final de la vida. Como enfermera, debe respetar y tener en cuenta las creencias personales del paciente para proporcionarle un apoyo holístico que satisfaga sus necesidades espirituales y emocionales.

Enfoque respetuoso :
- **Escucha activa:** Escuche atentamente al paciente cuando comparta sus creencias espirituales y religiosas, sin juzgarle.
- **Preguntas sensibles:** Si el paciente está abierto a hablar de ello, hágale preguntas abiertas para comprender mejor su espiritualidad.

Coordinación con el personal religioso :
- **Líderes espirituales:** Si el paciente lo desea, facilite la visita de un líder religioso o consejero espiritual de su fe.
- **Recursos religiosos:** Proporcione recursos religiosos como textos sagrados u oraciones específicas si el paciente lo solicita.

Incorporación a los cuidados :
- **Rituales y oraciones:** Si el paciente desea tener rituales u oraciones específicos, asegúrese de que se respetan en la medida de lo posible.
- **Comida: Tenga en** cuenta cualquier restricción dietética o preferencia religiosa a la hora de planificar las comidas.

Apoyo emocional y espiritual :

- **Tranquilización espiritual:** Ofrezca su apoyo escuchando al paciente y compartiendo reflexiones espirituales cuando proceda.
- **Apoyo en la oración:** Si el paciente lo desea, puede participar en oraciones o meditaciones.

Respeto de las prácticas y ceremonias :

- **Planificación de ceremonias:** Si el paciente expresa el deseo de una ceremonia específica, ayude a organizarla en colaboración con la familia y los recursos religiosos.
- **Privacidad:** Garantizar que los pacientes puedan practicar su fe en privado si así lo desean.

Adaptarse a las necesidades cambiantes :

- **Evolución de las creencias:** Sea consciente de que las creencias espirituales de un paciente pueden evolucionar en función de la situación médica y emocional.
- **Adaptación de los cuidados:** Adaptar los cuidados a las necesidades espirituales de los pacientes a lo largo de su viaje al final de la vida.

Sensibilidad cultural :

- **Contexto cultural:** Sea consciente de las prácticas culturales asociadas a las creencias espirituales y religiosas del paciente.
- **Consejos de la familia:** Si la familia comparte información sobre las creencias del paciente, tome nota de ellas y respételas.

Integrar las creencias espirituales y religiosas de los pacientes en los cuidados paliativos requiere una profunda sensibilidad y respeto. Escuchando, ofreciendo el apoyo espiritual adecuado y colaborando con los recursos religiosos cuando sea necesario, ayudará a crear un entorno de cuidados compasivos que reconozca y respete la dimensión espiritual del paciente al final de la vida.

Ofrecer momentos de reflexión y oración

Ofrecer momentos para la reflexión y la oración es una forma importante de integrar la dimensión espiritual en los cuidados paliativos para los pacientes al final de la vida. Como enfermera, puede desempeñar un papel importante en la creación de espacios y oportunidades para que los pacientes y sus seres queridos conecten espiritualmente y encuentren consuelo.

Escucha y respeto :

- **Preferencias del paciente:** Si el paciente ha expresado preferencias religiosas o espirituales, respételas ofreciéndole momentos de reflexión u oración que correspondan a su fe.
- **Invitación respetuosa:** Proponga estos momentos con delicadeza, dejando al paciente y a su familia la libertad de decidir si desean participar.

Crear un espacio de paz:

- **Entorno tranquilo:** Elija un espacio tranquilo donde los pacientes y sus seres queridos puedan reunirse en paz.
- **Elementos simbólicos:** Si el paciente lo desea, añada elementos simbólicos como velas, iconos religiosos u objetos personales significativos.

Facilitar la reflexión :

- **Orientación suave:** Si el paciente lo desea, ofrézcale una breve reflexión o pensamientos inspiradores relacionados con la espiritualidad o el final de la vida.
- **Tiempo para reflexionar:** Ofrezca un tiempo de silencio para que los participantes puedan meditar, reflexionar o rezar a su manera.

Inclusión de familiares :

- **Invitación a familiares y amigos:** Anime a familiares y amigos a unirse a estos momentos de reflexión y oración si lo desean.
- **Compartir recuerdos:** Puede invitar a los participantes a compartir recuerdos, pensamientos u oraciones en honor del paciente.

Respeto a la diversidad:

- **Adaptación cultural:** Sea consciente de la diversidad cultural y religiosa y asegúrese de que los momentos de reflexión respetan estas diferencias.
- **Enfoque inclusivo:** Si existe diversidad religiosa, asegúrese de que todos los participantes se sientan cómodos y respetados.

Asistencia espiritual :

- **Apoyo espiritual:** Si el paciente desea la presencia de un líder religioso o consejero espiritual, coordine su visita durante estos momentos de reflexión.
- **Respeto a la autonomía: Asegúrese de** que los pacientes y sus familias se sientan libres de elegir si desean o no asistencia espiritual durante estos momentos.

Ofrecer momentos de reflexión y oración puede reconfortar profundamente a los pacientes y a sus seres queridos durante el periodo final de la vida. Al crear un espacio de serenidad y respeto, usted permite a los participantes explorar y alimentar su dimensión espiritual de forma significativa, lo que puede contribuir a una sensación de paz y conexión en este delicado momento.

Facilitar despedidas y rituales al final de la vida

Facilitar las despedidas y los rituales al final de la vida es una tarea profundamente significativa en los cuidados paliativos para los pacientes al final de la vida. Como enfermera, puede desempeñar un papel vital ayudando a los pacientes y a sus seres queridos a crear momentos memorables y significativos que honren su viaje y fomenten la conexión emocional.

Crear un espacio respetuoso :
- **Privacidad:** Proporcione un espacio privado donde los pacientes y sus seres queridos puedan reunirse con total tranquilidad.
- **Prácticas acogedoras:** Respete las prácticas culturales y religiosas de los pacientes y sus familias adaptando el espacio en consecuencia.

Facilitar las despedidas personales:
- **Tiempo de calidad:** Anime a sus seres queridos a pasar tiempo de calidad con el paciente, compartiendo recuerdos y expresando sus sentimientos.
- **Últimas palabras:** Cree un entorno en el que los pacientes puedan despedirse de sus seres queridos y compartir mensajes de amor y afecto.

Apoyo a los rituales del final de la vida :
- **Rituales religiosos:** Facilite la realización de rituales específicos de la fe del paciente, como oraciones, bendiciones o prácticas simbólicas.
- **Crear rituales:** Si el paciente y su familia lo desean, sugiera rituales personalizados para marcar la transición.

Coordinación con los líderes religiosos:
- **Visitas espirituales:** Si el paciente desea la presencia de un líder religioso, coordine su visita para facilitar rituales y oraciones.

- **Participación activa:** Anime al paciente y a sus allegados a participar activamente en los rituales según sus creencias.

Documentación y recuerdos :

- **Fotos y vídeos: Con** el permiso del paciente y su familia, documente los momentos especiales para crear recuerdos tangibles.
- Cuaderno de bitácora : **Ofrezca a** sus seres queridos la posibilidad de llevar un cuaderno de bitácora de los momentos compartidos y las despedidas.

Apoyo emocional :

- **Escuchar con empatía: Esté** atento a las necesidades emocionales del paciente y de sus allegados en este delicado momento.
- **Acompañamiento:** Ofrezca una presencia compasiva cuando sea necesario, escuchando las emociones y preocupaciones.

Respeto por el tiempo y la intimidad:

- **Dejar el control:** Respetar la forma en que el paciente y su familia desean organizar la despedida, dejándoles el control del proceso.
- **Tiempo personalizado:** Permita que cada familia decida cuándo y cómo desea participar en estos momentos del final de la vida.

Facilitar las despedidas y los rituales del final de la vida puede crear recuerdos preciosos y significativos para los pacientes y sus seres queridos. Su papel consiste en ofrecer apoyo emocional y práctico respetando las creencias y prácticas de cada uno. Al facilitar estos momentos de conexión y despedida, usted ayuda a que el periodo del final de la vida sea más suave y memorable para todos los implicados.

Capítulo 9

Trabajo en equipo en cuidados paliativos

Colaboración entre enfermeras, médicos y otros profesionales

Funciones y responsabilidades de las enfermeras

Las enfermeras desempeñan un papel esencial en la prestación de cuidados paliativos de alta calidad a los pacientes al final de la vida. Su compromiso, experiencia clínica y compasión ayudan a crear un entorno de apoyo que satisface las necesidades físicas, emocionales y espirituales de los pacientes y sus familias. He aquí una exploración de las principales funciones y responsabilidades de las enfermeras:

Evaluación completa :
*   **Historial médico:** Recopilar el historial médico completo del paciente para comprender su estado actual y sus antecedentes médicos.
*   **Evaluación de los síntomas:** Evaluación en profundidad de los síntomas del paciente y adaptación de los planes de cuidados a medida que evoluciona la enfermedad.

Planificación a medida :
*   **Plan de cuidados:** Elaboración de planes de cuidados individualizados en colaboración con el equipo médico y los familiares del paciente.
*   **Gestión de los síntomas:** Utilización de enfoques farmacológicos y no farmacológicos para controlar el dolor y los síntomas.

Apoyo emocional :
*   **Escucha empática:** Ofrecer a los pacientes y sus familias un oído atento, creando un espacio para que expresen sus emociones y preocupaciones.
*   **Apoyo espiritual:** Reconocer la importancia de la dimensión espiritual y ofrecer un apoyo adaptado a la espiritualidad del paciente.

Comunicación sensible :
*   **Diálogo abierto:** Facilitar debates sinceros sobre el final de la vida, las opciones de tratamiento y los objetivos de los cuidados.
*   **Información comprensible:** explicar con sensibilidad la información médica compleja de forma que los pacientes y sus familias puedan entenderla.

Coordinación interdisciplinar :

- **Colaboración:** Trabajar en estrecha colaboración con médicos, trabajadores sociales, asesores espirituales y otros miembros del equipo asistencial.
- **Reuniones de equipo:** Participar en las reuniones de equipo para debatir los planes de cuidados, los cambios en el estado del paciente y los enfoques a adoptar.

Cuidado de familiares :

- **Educación familiar:** Proporcionar información y educación a las familias sobre cuidados paliativos, tratamientos y opciones.
- **Apoyo emocional:** Ayudar a los seres queridos a afrontar las emociones asociadas al final de la vida y a comprender su papel en los cuidados.

Documentar los cuidados :

- **Historias clínicas:** Mantener registros precisos y completos de la atención prestada, incluidas las decisiones asistenciales tomadas en colaboración con el paciente y su familia.
- **Informes de estado:** Proporcione informes periódicos sobre el estado del paciente al equipo médico y a otros profesionales sanitarios.

Autocuidado y gestión del estrés :

- **Autocuidado:** Reconocer la importancia de cuidarse para evitar el agotamiento.
- **Gestión del estrés:** Desarrollo de estrategias para gestionar el estrés emocional asociado a los cuidados paliativos.

Como enfermera, usted encarna la compasión y la comprensión hacia los pacientes y sus familias durante este delicado momento. Su papel va más allá de los cuidados físicos e incluye el apoyo emocional, la comunicación abierta y el trabajo en equipo interdisciplinar. Al proporcionar cuidados holísticos que respeten la dignidad y los deseos del paciente, usted crea una experiencia al final de la vida lo más cómoda y significativa posible.

La importancia de la comunicación con los médicos

La comunicación eficaz entre enfermeras y médicos es crucial para garantizar unos cuidados coherentes, de alta calidad y centrados en el paciente. La estrecha colaboración entre estas dos profesiones contribuye a una toma de decisiones informada, a planes de cuidados coordinados y a la satisfacción general del paciente y su familia. Por ello, la comunicación con los médicos es de vital importancia en los cuidados paliativos:

Co-creación de planes de cuidados :
- **Intercambio de información:** Las enfermeras proporcionan información valiosa sobre los síntomas, las reacciones de los pacientes y los cambios en el estado de salud que ayudan a los médicos a tomar decisiones informadas sobre el tratamiento.
- **Enfoque holístico:** Las enfermeras pueden proporcionar información sobre las necesidades emocionales, psicológicas y espirituales del paciente, contribuyendo así a unos planes de cuidados más completos.

Ajustes en tiempo real :
- **Reacciones de los pacientes:** Las enfermeras observan las reacciones del paciente a los tratamientos y medicamentos y transmiten esta información a los médicos para que realicen ajustes rápidos.
- **Evaluación continua: La** comunicación abierta permite a los médicos obtener actualizaciones periódicas sobre el estado del paciente, lo que resulta esencial para adaptar los cuidados a medida que evoluciona la enfermedad.

Toma de decisiones compartida :
- **Inclusión de los familiares:** Las enfermeras pueden aportar el punto de vista de los familiares del paciente, lo que contribuye a una toma de decisiones compartida y centrada en los deseos del paciente.
- **Opciones de tratamiento: Los** médicos y las enfermeras pueden colaborar para debatir las distintas opciones de tratamiento, teniendo en cuenta los beneficios, los riesgos y las preferencias del paciente.

Mejorar la calidad de la atención :
- **Detección precoz: La** comunicación proactiva entre enfermeras y médicos permite la detección precoz de complicaciones o síntomas emergentes, lo que puede evitar problemas más graves.
- **Seguimiento periódico: Los** médicos pueden solicitar informes periódicos a las enfermeras para controlar la respuesta del paciente al tratamiento y adaptar los planes en consecuencia.

Apoyo emocional para médicos:

- **Carga emocional:** Las enfermeras pueden proporcionar apoyo emocional a los médicos ayudándoles a comprender el impacto de las decisiones sobre el final de la vida en los pacientes y sus familias.
- **Consulta colaborativa:** las enfermeras pueden compartir su experiencia en el tratamiento de los síntomas y la comunicación sensible para ayudar a los médicos a abordar temas difíciles.

La comunicación abierta y regular entre enfermeras y médicos fomenta la comprensión mutua, una coordinación óptima y unos cuidados centrados en el paciente. Esta colaboración mejora la calidad de los cuidados ofrecidos a los pacientes al final de la vida y crea un entorno en el que las necesidades médicas, emocionales y espirituales se abordan de forma holística.

Trabajar con terapeutas, trabajadores sociales y otros

La colaboración interdisciplinar está en el centro de unos cuidados paliativos de calidad. Al trabajar en equipo con otros profesionales sanitarios como terapeutas, trabajadores sociales y otros miembros del equipo asistencial, las enfermeras pueden ofrecer un enfoque holístico que satisfaga las complejas necesidades de los pacientes al final de la vida. He aquí por qué es esencial trabajar con estos profesionales:

Enfoque global del paciente :

- **Conocimientos especializados: Los** terapeutas, como los consejeros de cuidados paliativos, los psicólogos y los asesores espirituales, aportan sus conocimientos para ayudar a los pacientes y a sus familias a afrontar los aspectos emocionales, psicológicos y espirituales del final de la vida.
- **Apoyo social:** Los trabajadores sociales ayudan a identificar los recursos y el apoyo social necesarios para satisfacer las necesidades prácticas y emocionales de los pacientes y sus familias.

Toma de decisiones en colaboración :

- **Tener en cuenta las perspectivas: Los** distintos profesionales sanitarios aportan perspectivas únicas a las decisiones asistenciales, integrando aspectos médicos, psicológicos, sociales y espirituales.

- **Objetivos asistenciales:** Trabajando juntos, podemos definir objetivos asistenciales que se adapten a las necesidades individuales del paciente, teniendo en cuenta todos los aspectos de su situación.

Gestión de los síntomas :

- **Enfoque multidisciplinar:** El tratamiento de síntomas complejos puede beneficiarse de un enfoque multidisciplinar, en el que las enfermeras colaboran con médicos y terapeutas para encontrar las mejores soluciones.
- **Planes de cuidados integrados:** Trabajando juntos, los profesionales pueden desarrollar planes de cuidados integrados que tengan en cuenta el tratamiento del dolor, los síntomas psicológicos y las necesidades emocionales.

Apoyo emocional :

- **Trabajo en equipo: La** colaboración con terapeutas y trabajadores sociales permite ofrecer un apoyo emocional más completo a los pacientes y sus familias, recurriendo a distintas áreas de especialización.
- **Coordinación de recursos:** Los trabajadores sociales ayudan a coordinar los recursos y servicios necesarios para satisfacer las necesidades de vivienda, económicas y de apoyo social.

Continuidad de los cuidados :

- **Transiciones fluidas:** La colaboración facilita las transiciones entre los distintos niveles de atención, como del hospital a la atención domiciliaria o al hospicio.
- **Seguimiento coordinado:** Los profesionales trabajan juntos para asegurar un seguimiento coherente y regular, garantizando que se evalúan continuamente las necesidades del paciente.

Al colaborar con terapeutas, trabajadores sociales y otros miembros del equipo asistencial, las enfermeras ofrecen un enfoque holístico que aborda las complejas necesidades de los pacientes al final de la vida. Esta colaboración aumenta la calidad de los cuidados, mejora la gestión de los síntomas y apoya a los pacientes y a sus familias en todos los aspectos de su viaje al final de la vida.

Papel del trabajador social y del consejero de espiritualidad

Apoyo emocional, psicológico y práctico a las familias

Apoyar a las familias de los pacientes de cuidados paliativos es una parte esencial de la práctica de la enfermería de cuidados paliativos. Las familias se enfrentan a una variedad de emociones, retos psicológicos y necesidades prácticas durante este delicado momento. Las enfermeras desempeñan un papel crucial a la hora de proporcionar apoyo emocional, psicológico y práctico para ayudarles en este viaje.

Apoyo emocional :
- **Escucha activa:** Escuche atentamente a sus seres queridos y anímeles a expresar sus sentimientos, miedos y preocupaciones.
- **Validar las emociones:** Validar las emociones de las familias, reconociendo que toda reacción es legítima en esta difícil situación.
- **Empatía:** Muestre empatía poniéndose en su lugar, comprendiendo su dolor y expresando su comprensión.

Apoyo psicológico :
- **Asesoramiento:** Ofrezca asesoramiento e información para ayudar a las familias a comprender qué pueden esperar durante el proceso del final de la vida.
- **Gestión del estrés:** Proporcionar técnicas de gestión del estrés y estrategias para hacer frente a las intensas emociones asociadas a la situación.
- **Derivación a terapeutas: Remita** a las familias a consejeros de cuidados paliativos, psicólogos o profesionales de la salud mental para obtener un apoyo más especializado.

Apoyo práctico :
- **Organización logística:** Ayudar a las familias a organizar los cuidados, coordinar los horarios de las visitas y comprender los procedimientos médicos.
- **Coordinar los recursos:** Informar a las familias sobre los recursos disponibles, como los servicios a domicilio, los apoyos sociales y los grupos de apoyo.
- **Asistencia material:** Ofrezca asesoramiento sobre cuestiones prácticas como arreglos funerarios, documentos legales y preparativos logísticos.

Apoyo espiritual :
- **Respeto de las creencias:** Respetar las creencias espirituales y religiosas de las familias proporcionándoles un apoyo espiritual adaptado a sus necesidades.
- **Facilitar rituales:** Si la familia lo desea, facilite la creación de espacios para la oración, la meditación u otros rituales espirituales.

Educación :
- **Comprender los síntomas:** Educar a las familias sobre los síntomas que el paciente puede experimentar al final de la vida puede reducir la ansiedad y la incertidumbre.
- Proceso del final de la vida   : Explicar los cambios físicos, emocionales y psicológicos que pueden producirse durante el proceso del final de la vida, para que las familias estén mejor preparadas.

Preservar la dignidad:
- **Respeto de la confidencialidad: Asegúrese** de que la información sensible sobre los pacientes y sus familias se trata con la máxima discreción.
- **Comunicación respetuosa:** Comuníquese con las familias con sensibilidad, teniendo en cuenta sus valores, preferencias y nivel de comprensión.

El apoyo emocional, psicológico y práctico a las familias es una parte esencial del enfoque holístico de los cuidados paliativos. Al ofrecer un apoyo compasivo y responder a las diversas necesidades de las familias, las enfermeras contribuyen a crear un entorno en el que los pacientes y sus familias se sientan atendidos y apoyados a lo largo de su viaje al final de la vida.

Integrar la dimensión espiritual en los cuidados paliativos

Integrar la dimensión espiritual en los cuidados paliativos es un enfoque holístico que reconoce la importancia de la espiritualidad para los pacientes y sus familias al final de la vida. La espiritualidad puede ser una fuente de consuelo, significado y curación, y las enfermeras desempeñan un papel esencial a la hora de satisfacer las necesidades espirituales de los pacientes y crear un entorno propicio para la reflexión y el crecimiento espirituales.

Escuchar y explorar :

- **Apertura al debate:** Cree un espacio en el que los pacientes y sus familias se sientan cómodos hablando de temas espirituales y religiosos.
- **Preguntas sensibles:** Formule preguntas abiertas para animar a los pacientes a explorar su espiritualidad, sus creencias y sus preocupaciones.

Respeto a las creencias :

- **Diversidad: Sea** consciente de la diversidad de creencias espirituales y religiosas y respete las convicciones individuales.
- **Creencias y prácticas: Infórmese sobre las** creencias y prácticas espirituales específicas del paciente para poder responder adecuadamente a sus necesidades.

Apoyo espiritual :

- **Asesoramiento y apoyo:** Ofrezca asesoramiento y apoyo espiritual según las necesidades y peticiones del paciente, trabajando con asesores espirituales si es necesario.
- **Rituales y oraciones:** Facilite la participación en rituales religiosos, oraciones o momentos de meditación, si el paciente así lo desea.

Encontrar el sentido :

- **Reflexionar sobre la vida:** Anime a los pacientes a reflexionar sobre el sentido de sus vidas, a encontrar consuelo en sus creencias y a hacer las paces con sus valores espirituales.
- **Aceptación:** Ayude a los pacientes a encontrar un espacio para aceptar el final de la vida a través de una perspectiva espiritual que puede aportar una sensación de serenidad.

Apoyo familiar :

- **Familia y espiritualidad:** Proporcione apoyo espiritual a la familia del paciente al final de la vida, reconociendo que la espiritualidad también puede ser importante para ellos.
- **Reuniones espirituales:** Organice reuniones familiares o momentos de oración si la familia lo desea, para fomentar la conexión espiritual.

Facilitar la curación :

- **Curación interior:** Ayudar a los pacientes a encontrar formas de curarse a nivel espiritual reconciliándose consigo mismos, con los demás y con sus creencias.

- **Expresión creativa:** Anime a los pacientes a utilizar la expresión creativa, como la escritura, el arte o la música, para explorar sus emociones y su espiritualidad.

Integrar la dimensión espiritual en los cuidados paliativos ofrece un enfoque global que reconoce y respeta la espiritualidad de los pacientes y sus familias. Al abordar estas cuestiones con sensibilidad y proporcionar el apoyo adecuado, las enfermeras contribuyen a crear una experiencia del final de la vida más profunda y significativa que se ajusta a las creencias y valores personales del paciente.

Coordinación de recursos y ayuda exterior
Coordinar los recursos y la ayuda externa es una parte esencial del papel de las enfermeras a la hora de garantizar que los pacientes y sus familias reciban el apoyo que necesitan durante estos momentos difíciles. Al colaborar estrechamente con otros profesionales sanitarios y de asistencia social y con organizaciones de apoyo, las enfermeras garantizan que los pacientes tengan acceso a una gama completa de recursos para satisfacer sus diversas necesidades.

Evaluación de las necesidades :
- **Identificar las necesidades:** Discuta con los pacientes y sus familias cuáles son sus necesidades específicas en términos de apoyo práctico, emocional, financiero y espiritual.
- **Evalúe los recursos disponibles:** Identifique los recursos existentes en la comunidad, como programas de atención domiciliaria, grupos de apoyo y servicios de asesoramiento.

Coordinación de servicios :
- **Remisiones:** Remita a los pacientes a servicios específicos según sus necesidades, como terapeutas, trabajadores sociales, consejeros espirituales y grupos de apoyo.
- **Enlace con los servicios médicos:** Coordine la atención con médicos, especialistas y otros profesionales sanitarios implicados en el seguimiento del paciente.

Apoyo psicosocial :
- **Apoyo emocional:** Remita a los pacientes y a sus familias a asesores de cuidados paliativos, psicólogos o

152

trabajadores sociales para obtener un apoyo emocional más especializado.

- **Grupos de apoyo:** Informe a los pacientes y familiares sobre los grupos de apoyo locales en los que pueden ponerse en contacto con otras personas que atraviesan situaciones similares.

Asistencia material :

- **Asistencia financiera:** Identifique los recursos financieros disponibles para ayudar a los pacientes y a sus familias a hacer frente a los gastos médicos y a las necesidades materiales.
- **Aides à Domicile:** Organizar el acceso a los servicios de ayuda a domicilio para asistir a los pacientes en sus actividades cotidianas.

Coordinación de cuidados a domicilio :

- **Servicios de cuidados paliativos a domicilio:** colabore con los servicios de cuidados a domicilio para garantizar que los pacientes reciban una atención de calidad en la comodidad de su propio hogar.
- **Formación de cuidadores:** Proporcionar formación a los familiares y cuidadores sobre cómo proporcionar cuidados básicos en casa.

Facilitar el acceso a los recursos :

- **Organización logística:** Ayudar a los pacientes y a sus familias a organizar las citas médicas, las visitas a domicilio y otros aspectos logísticos de la asistencia.
- **Seguimiento continuo:** Asegúrese de que los pacientes y sus familias tienen acceso continuo a los servicios y recursos que necesitan.

Al coordinar los recursos y facilitar el acceso a la ayuda externa, las enfermeras contribuyen a aliviar la carga de los pacientes y sus familias durante este delicado periodo. Al proporcionar un apoyo práctico, emocional y social bien coordinado, las enfermeras garantizan que los pacientes puedan centrarse en su bienestar y calidad de vida al final de la vida.

La importancia de la coordinación para una atención óptima

Planificación y comunicación interdisciplinarias

La planificación y la comunicación interdisciplinarias son elementos clave de unos cuidados paliativos de calidad. Las enfermeras colaboran estrechamente con otros profesionales sanitarios para desarrollar planes de cuidados integrales y coordinados que satisfagan las complejas necesidades de los pacientes al final de la vida. Este enfoque interdisciplinar garantiza unos cuidados holísticos y coherentes que pretenden optimizar la calidad de vida del paciente.

Planificación de los cuidados :
- **Reuniones de equipo:** Participe en las reuniones del equipo interdisciplinar para discutir las necesidades del paciente, compartir información y desarrollar planes de atención integrados.
- **Colaboración con especialistas:** Consulte y colabore con médicos, terapeutas, trabajadores sociales y otros profesionales para desarrollar un plan de atención integral.

Comunicación transparente :
- **Compartir información:** Comparta información relevante sobre el estado del paciente, sus síntomas, sus objetivos asistenciales y sus preferencias con otros miembros del equipo.
- **Intercambio de experiencia:** Benefíciese de la experiencia única de cada profesional para contribuir a la toma de decisiones informada y a la planificación de los cuidados.

Cooperación para los síntomas :
- **Gestión de los síntomas:** Trabaje con médicos y especialistas para desarrollar planes de gestión de los síntomas, combinando enfoques farmacológicos y no farmacológicos.
- **Ajustes en tiempo real:** Comuníquese regularmente para ajustar los planes de tratamiento en función de los cambios en el estado del paciente.

Objetivos de la atención :
- **Coordinación de objetivos: Asegúrese de que los** objetivos asistenciales están alineados entre los miembros

del equipo, teniendo en cuenta los deseos y valores del paciente.

- **Desarrollo del plan:** Integrar las perspectivas de cada profesional en el desarrollo de planes de cuidados personalizados que satisfagan las múltiples necesidades del paciente.

Anticiparse a las necesidades :

- **Preparación a corto y largo plazo:** Trabaje con los miembros del equipo para prever las necesidades futuras del paciente y su familia, poniendo en marcha planes para satisfacerlas.
- **Planificación de la transición:** Coordinar la transición entre los distintos niveles de atención, como el hospital, la atención domiciliaria o los cuidados paliativos.

Continuidad de los cuidados :

- **Transiciones fluidas:** Asegúrese de que la información sobre los planes de cuidados y los objetivos se transmite sin problemas durante las transiciones entre profesionales sanitarios.
- **Seguimiento regular:** Garantice un seguimiento continuo comunicándose regularmente con otros miembros del equipo para evaluar los progresos y realizar ajustes si es necesario.

La planificación y la comunicación interdisciplinarias son pilares esenciales de unos cuidados paliativos eficaces y coherentes. Al trabajar en equipo con otros profesionales sanitarios, las enfermeras garantizan que cada paciente se beneficie de un plan de cuidados integral, personalizado y holístico que satisfaga sus necesidades y preferencias individuales.

Seguimiento regular del progreso y las necesidades del paciente

El seguimiento regular de la evolución y las necesidades del paciente a lo largo de su recorrido por los cuidados paliativos es crucial para garantizar una atención adecuada y de alta calidad. Las enfermeras desempeñan un papel esencial en el seguimiento minucioso del estado del paciente, ajustando los planes de cuidados en consecuencia y respondiendo a las necesidades cambiantes a lo largo de este delicado periodo.

Evaluación continua :

- **Evaluación periódica:** Realice evaluaciones periódicas del estado físico, emocional y psicológico del paciente para detectar cambios y necesidades emergentes.
- **Síntomas y confort:** Vigile de cerca los síntomas del paciente, como el dolor, la disnea y las náuseas, ajustando los planes de tratamiento según sea necesario.

Comunicación con el equipo :

- **Transferencia de información:** Comparta observaciones y actualizaciones con otros miembros del equipo interdisciplinar para un enfoque coordinado.
- **Atención colaborativa:** Trabaje en estrecha colaboración con médicos, terapeutas y otros profesionales para ajustar los planes de atención y los objetivos a las necesidades cambiantes.

Tomar decisiones con conocimiento de causa :

- **Informar las decisiones: proporcione** al paciente y a su familia información actualizada sobre su estado para ayudarles a tomar decisiones con conocimiento de causa.
- **Opciones de tratamiento:** Discuta las posibles opciones de tratamiento en función de la evolución de la situación médica y de las preferencias del paciente.

Planificación de cuidados a corto plazo :

- **Adaptaciones rápidas:** Esté preparado para realizar ajustes inmediatos en los planes de cuidados en respuesta a necesidades urgentes o situaciones nuevas.
- **Gestión de los síntomas:** Responda rápidamente a los síntomas emergentes ajustando la medicación, las terapias y los enfoques no farmacológicos.

Comunicación con el paciente y la familia :

- **Información periódica:** Mantenga al paciente y a su familia informados de los progresos y de los planes de cuidados, ayudándoles a comprender los cambios.
- **Respuestas a las preguntas:** Responda a las preguntas e inquietudes de los pacientes y sus familiares, proporcionando información clara y adecuada.

Anticiparse a las necesidades futuras :

- **Anticipe los cambios:** Considere las necesidades futuras basándose en el estado del paciente y las tendencias observadas, y esté preparado para ajustar los planes en consecuencia.

- **Colaboración en la previsión:** Trabaje con los miembros del equipo para anticiparse a las posibles necesidades y desarrollar planes de apoyo a largo plazo.

La supervisión periódica de la evolución y las necesidades del paciente garantiza que los cuidados paliativos sigan siendo apropiados y respondan a los cambios que se producen durante el periodo final de la vida. Las enfermeras desempeñan un papel vital supervisando cuidadosamente el estado del paciente, comunicándose eficazmente con el equipo interdisciplinar y proporcionando una coordinación continua para garantizar que el paciente reciba los cuidados más adecuados en cada etapa de su viaje.

Gestionar las transiciones asistenciales para garantizar la continuidad

La gestión de las transiciones de los cuidados es un componente crucial de los cuidados paliativos, ya que los pacientes pueden pasar por diferentes niveles de atención y entornos asistenciales a lo largo de su recorrido. Las enfermeras desempeñan un papel esencial en la planificación y coordinación de las transiciones para garantizar una continuidad eficaz de los cuidados, minimizando las interrupciones para los pacientes y sus familias.

Planificación temprana :
- **Discusión temprana:** Empiece a discutir las posibles transiciones con el paciente y su familia lo antes posible, explicando las diferentes opciones de cuidados y los beneficios de cada transición.
- **Anticiparse a las necesidades:** Anticipe las necesidades futuras del paciente en cuanto a cuidados y entorno, para poder planificar en consecuencia.

Comunicación Claire :
- **Información completa:** Proporcione información completa sobre las transiciones, incluidos los motivos de la transición, los beneficios, las implicaciones y los cambios previstos.
- **Responder a las preguntas:** Esté preparado para responder a cualquier pregunta que el paciente y su familia puedan tener sobre la transición, proporcionando respuestas claras y tranquilizadoras.

157

Coordinación de cuidados :

- **Traslado fluido:** colabore estrechamente con los profesionales sanitarios de los centros asistenciales a los que se traslade al paciente, asegurándose de que la información y los planes asistenciales se comparten de forma transparente.
- **Enlace con el equipo:** Comuníquese con el equipo interdisciplinar para asegurarse de que se tienen en cuenta todos los aspectos del cuidado del paciente durante la transición.

Preparar al paciente y a la familia :

- **Educación:** Proporcione información sobre los próximos cuidados, los nuevos equipos de cuidados y los servicios disponibles en el nuevo destino.
- **Expectativas realistas:** Ayude al paciente y a su familia a tener expectativas realistas de la nueva situación asistencial y a prepararse emocionalmente.

Objetivos de la continuidad asistencial :

- **Transferencia de objetivos: Asegúrese** de que los objetivos asistenciales previamente definidos se mantienen y se adaptan durante la transición.
- **Planificación a largo plazo:** Trabaje con el equipo para desarrollar un plan de cuidados a largo plazo que tenga en cuenta posibles transiciones futuras.

Seguimiento tras la transición :

- **Comprobación de la transición: Asegúrese** de que la transición ha transcurrido sin problemas y de que el paciente ha sido acogido y atendido adecuadamente.
- **Seguimiento regular:** Siga controlando el estado del paciente y ajuste los planes de cuidados según sea necesario, incluso después de la transición.

Gestionar con éxito las transiciones de los cuidados es esencial para garantizar la continuidad de unos cuidados paliativos de alta calidad y minimizar los trastornos para los pacientes y sus familias. Al planificar, comunicar y coordinar eficazmente las transiciones, las enfermeras se aseguran de que los pacientes sigan recibiendo unos cuidados coherentes y adecuados, estén donde estén en su viaje al final de la vida.

Capítulo 10

Autocuidados para enfermeras

Gestionar el estrés y el agotamiento

Reconocer los signos de estrés y agotamiento

El papel de enfermera es a la vez gratificante y exigente. Trabajar con pacientes al final de la vida y con sus familias puede ser emocional y físicamente agotador. Es crucial que las enfermeras reconozcan los signos de estrés y agotamiento para que puedan tomar medidas que preserven su bienestar mental, emocional y físico.

Signos de estrés :
- **Fatiga persistente:** Si se siente constantemente agotado, incluso después de un descanso adecuado, podría ser un signo de estrés.
- **Aumento de la irritabilidad:** Un descenso de su umbral de tolerancia y una mayor irritabilidad pueden ser indicadores de estrés.
- **Dificultad** para **concentrarse:** Si le cuesta concentrarse en sus tareas o tomar decisiones, puede ser consecuencia del estrés.
- **Insomnio o trastornos del   sueño: Los** problemas de sueño frecuentes, como el insomnio o los despertares frecuentes, pueden estar relacionados con el estrés.

Signos de agotamiento :
- **Desapego emocional:** Si se siente emocionalmente agotado y desapegado de sus pacientes y de su trabajo, esto puede indicar agotamiento.
- **Cinismo y deshumanización: El** cinismo hacia los pacientes o colegas y la deshumanización de los pacientes son signos clásicos de agotamiento.
- **Disminución de la satisfacción laboral:** Cuando pierde su sensación de satisfacción y realización en el trabajo, puede ser un signo de agotamiento.
- **Disminución de la energía:** Si incluso las tareas más sencillas le parecen abrumadoras y agotadoras, esto puede estar relacionado con el agotamiento.

Síntomas físicos :
- **Dolores de cabeza frecuentes : Los** dolores de cabeza frecuentes y los dolores corporales pueden ser manifestaciones físicas de estrés y agotamiento.

- **Problemas digestivos: Los** problemas gastrointestinales, como los malestares estomacales y los problemas digestivos, pueden verse exacerbados por el estrés.
- **Sistema inmunológico   débil:** El estrés crónico puede debilitar su sistema inmunológico, haciéndole más vulnerable a las infecciones.

Cambios de comportamiento :

- **Retraimiento social:** Si evita la interacción social y prefiere el aislamiento, puede ser un signo de estrés.
- **Uso de mecanismos de afrontamiento negativos :** El consumo excesivo de alcohol, tabaco o sustancias para hacer frente al estrés es una señal de alarma.
- **Aumento de la procrastinación:** Si le resulta difícil completar sus tareas profesionales y personales, puede ser consecuencia del estrés.

Es esencial reconocer estos signos en cuanto aparecen y tomar medidas para prevenir el estrés y el agotamiento. Cuidar de su bienestar emocional y físico es crucial si quiere seguir prestando una atención de calidad a los pacientes de cuidados paliativos. No dude en buscar apoyo profesional, aplique estrategias de autocuidado y busque recursos para controlar el estrés y mantener el equilibrio.

Técnicas cotidianas de gestión del estrés
La gestión del estrés es esencial para mantener su bienestar como enfermera. He aquí algunas técnicas prácticas que puede incorporar a su rutina diaria para reducir el estrés y promover su salud mental y emocional.

1. Práctica de la atención plena :
La atención plena implica centrarse plenamente en el momento presente, prestando atención a sus sensaciones, pensamientos y emociones sin juzgarlos. Esto puede contribuir a reducir el estrés ayudándole a mantenerse tranquilo y centrado en situaciones difíciles.

2. Respiración profunda y relajación :
Dedique unos momentos al día a practicar ejercicios de respiración profunda y relajación. Estas técnicas pueden ayudar a reducir la tensión física y mental, proporcionándole un momento de paz.

3. Ejercicio físico regular :

El ejercicio es una forma excelente de reducir el estrés al liberar endorfinas, sustancias químicas que mejoran el estado de ánimo. Encuentre una actividad física que le guste e intente incluirla en su horario de forma regular.

4. Equilibrio trabajo-vida privada :

Es importante definir límites claros entre el trabajo y la vida personal. Dese tiempo para sus aficiones, sus actividades favoritas y su familia, para recargar las pilas y reducir el estrés relacionado con el trabajo.

5. Prácticas de relajación :

Explore diferentes prácticas de relajación, como el yoga, la meditación y los estiramientos. Estas actividades pueden ayudar a reducir la tensión muscular y calmar la mente.

6. Tiempo para usted :

Regálese regularmente tiempo para relajarse y recargar las pilas. Leer, escuchar música, pasar tiempo en la naturaleza o simplemente descansar puede ayudarle a aliviar el estrés.

7. Apoyo social :

Mantenga relaciones sociales positivas con colegas, amigos y familiares. Compartir sus experiencias y sentimientos puede ayudar a aliviar la carga del estrés.

8. Gestión del tiempo :

Organice su tiempo de forma eficaz elaborando listas de tareas y priorizando las actividades importantes. Esto puede reducir el estrés asociado a la sobrecarga de trabajo y a la gestión de múltiples responsabilidades.

9. Prácticas creativas :

Participe en actividades creativas como la pintura, la escritura, la música o las manualidades. Estas actividades pueden actuar como una vía de escape tranquilizadora.

10. Búsqueda de apoyo profesional :

Si el estrés se vuelve abrumador, considere consultar a un profesional de la salud mental o unirse a grupos de apoyo. Hablar de sus retos y recibir consejo puede marcar una gran diferencia.

11. Higiene del sueño :

Asegúrese de mantener una higiene del sueño adecuada siguiendo una rutina de sueño regular y creando un entorno propicio para el descanso.

Si incorpora estas técnicas de gestión del estrés a su rutina diaria, podrá reforzar su resistencia emocional y su capacidad para afrontar los retos de los cuidados paliativos. Mantener su propio bienestar le permitirá seguir proporcionando unos cuidados de gran calidad a los pacientes y sus familias.

Importancia del equilibrio entre trabajo y vida privada
El equilibrio entre el trabajo y la vida personal es esencial para las enfermeras. Es una práctica vital que ayuda a mantener la salud mental, emocional y física de los profesionales sanitarios al tiempo que garantiza la prestación de unos cuidados de alta calidad. A continuación le explicamos por qué el equilibrio entre la vida laboral y personal es tan importante en el contexto de los cuidados paliativos:

1. Prevenir el agotamiento :
El equilibrio entre el trabajo y la vida personal ayuda a prevenir el agotamiento, que puede aparecer cuando el estrés profesional desborda sus recursos para afrontarlo. Trabajar en cuidados paliativos es emocionalmente exigente, y tomarse descansos regulares ayuda a recargar las energías.

2. Mantener la calidad de la atención :
Cuando cuida de sí mismo, está en mejores condiciones para cuidar de los demás. Un equilibrio saludable le permite ofrecer cuidados atentos y de alta calidad, porque está más alerta, centrado y emocionalmente presente.

3. Reforzar la capacidad de resistencia :
Un equilibrio saludable ayuda a reforzar su resiliencia emocional, es decir, su capacidad para afrontar retos y tensiones sin agotarse. Estará mejor preparado para manejar las situaciones difíciles que surgen de forma natural en los cuidados paliativos.

4. Preservar las relaciones personales :
El equilibrio entre trabajo y vida privada le permite dedicar tiempo a sus relaciones personales y a su familia. Estas conexiones sociales proporcionan un apoyo emocional esencial y ayudan a mantener su bienestar.

5. Prevenir el agotamiento emocional :
Cuando invierte demasiado en lo profesional en detrimento de su vida personal, corre el riesgo de agotamiento emocional. Dedicar tiempo a sí mismo le ayuda a mantener el equilibrio emocional.

6. Aumento de la productividad :
Un equilibrio saludable favorece una mejor gestión del tiempo y una mayor eficacia en su trabajo. Será más productivo cuando esté bien descansado y haga pausas regulares.

7. Reducción del estrés :
Un equilibrio entre la vida laboral y personal reduce los niveles de estrés, lo que repercute positivamente en su salud general y en su capacidad para gestionar los retos del trabajo.

8. Autocuidado y bienestar :
Cuidar de sí mismo es un acto de autocompasión. Al prestar atención a su bienestar físico, emocional y mental, crea un entorno propicio para su propia salud y felicidad.

El equilibrio entre el trabajo y la vida personal no sólo le beneficia a usted como enfermera, sino que también contribuye a la calidad de los cuidados que presta. Al invertir en su propio bienestar, crea un círculo virtuoso en el que su salud mental y emocional se refleja en sus interacciones con los pacientes y sus familias, promoviendo una experiencia asistencial más positiva para todos.

Técnicas de cuidado personal para preservar la salud mental

Prácticas de relajación y atención plena
Las prácticas de relajación y atención plena son herramientas poderosas para las enfermeras, ya que pueden ayudar a reducir el estrés, promover la resiliencia emocional y mantener el equilibrio psicológico. Incorporar estas prácticas a su rutina diaria puede ayudarle a mejorar su bienestar general y su capacidad para proporcionar cuidados de alta calidad. He aquí algunas prácticas que puede considerar:

1. Meditación de atención plena :
La meditación de atención plena consiste en prestar atención deliberadamente al momento presente, sin juzgarlo. Puede sentarse cómodamente, cerrar los ojos y concentrarse en la respiración, dejando pasar los pensamientos sin apegarse a ellos.

2. Yoga :
El yoga combina movimientos físicos suaves con una atención concentrada en la respiración. Puede mejorar la flexibilidad, reducir la tensión muscular y fomentar un estado de calma interior.

3. Ejercicios de respiración :
Practique ejercicios de respiración profunda con regularidad. Respire lenta y profundamente, inhalando por la nariz y exhalando por la boca. Esto puede ayudar a calmar el sistema nervioso y reducir el estrés.

4. Caminar con atención plena :
Cuando camine, concéntrese en las sensaciones de sus pies tocando el suelo, el movimiento de su cuerpo y el entorno que le rodea. Caminar con atención puede ser tranquilizador y ayudarle a reconectar con el momento presente.

5. Diario :
Dedique unos minutos al día a escribir en un diario. Puede incluir reflexiones sobre sus emociones, experiencias y pensamientos. Escribir un diario puede ser un **método de liberación emocional.**

6. Prácticas creativas :
Participe en actividades creativas como la pintura, la escritura, la música o el dibujo. Estas actividades le permiten canalizar sus emociones y le dan espacio para expresarse.

7. La escucha musical consciente :
Siéntese cómodamente y escuche música, concentrándose únicamente en los sonidos. Déjese absorber por la música sin distraerse con otros pensamientos.

8. Visualización guiada :
Utilice grabaciones de visualización guiada para transportarse mentalmente a entornos tranquilos y relajantes. Esto puede ayudar a calmar su mente y reducir el estrés.

9. Tiempo de silencio :
Cree momentos de silencio en su día, en los que simplemente se permita estar presente y atento, sin distracciones ni preocupaciones.

10. Tiempos de descanso :
Haga pequeñas pausas a lo largo del día para concentrarse en su respiración y relajarse, aunque sólo sea unos minutos.

Experimentar con diferentes prácticas de relajación y atención plena le ayudará a encontrar las que mejor funcionan para usted. Si las convierte en una parte habitual de su rutina, podrá desarrollar su resiliencia emocional, reducir el estrés y mantener un estado de bienestar que le ayudará a proporcionar una atención óptima a los pacientes de cuidados paliativos.

Mantener relaciones personales sanas

Mantener unas relaciones personales sanas es de vital importancia para las enfermeras. Los retos emocionales y la naturaleza exigente de su trabajo acentúan aún más la necesidad de cultivar lazos fuertes con sus allegados. Estas relaciones pueden servirle de valioso recurso de apoyo a lo largo de su carrera. He aquí algunos consejos para mantener unas relaciones personales sanas:

1. Comunicación abierta :
Comuníquese abierta y honestamente con sus allegados. Comparta sus experiencias en el trabajo, sus emociones y sus necesidades. Esto puede fomentar la comprensión y el apoyo mutuos.

2. Tiempo de calidad :
Dedique tiempo de calidad a sus seres queridos. Evite verse tan atrapado por las exigencias del trabajo que descuide el valioso tiempo que pasa con su familia y sus amigos.

3. Establecer límites :
Establezca límites claros entre su vida profesional y personal. Aprenda a decir no cuando necesite tiempo para usted o para sus seres queridos.

4. Escucha activa :
Cuando pase tiempo con sus seres queridos, practique la escucha activa. Présteles toda su atención y manifieste su interés por lo que tienen que decirle.

5. Equilibrio entre responsabilidades :
Encuentre un equilibrio entre sus responsabilidades en el trabajo y sus responsabilidades familiares y sociales. Identifique los momentos en los que puede estar plenamente presente con sus seres queridos.

6. Compartir la alegría :
No comparta sólo los retos de su trabajo, sino también los momentos positivos y los éxitos. Celebre sus éxitos con sus allegados.

7. Apoyo mutuo :
Fomente un entorno de apoyo mutuo. Las personas cercanas pueden ser una fuente de consuelo y aliento **cuando necesite hablar de su trabajo.**

8. Respete las necesidades de todos:
Comprenda que cada persona tiene necesidades y expectativas diferentes en términos de tiempo, espacio y atención. Respete estas diferencias y adáptese en consecuencia.

9. Integrar a los familiares en su experiencia :
Siempre que sea posible, comparta ciertas partes de su experiencia profesional con sus allegados. Esto puede ayudarles a comprender mejor su función y ofrecerle el apoyo adecuado.

10. Dé prioridad al tiempo de calidad:
En lugar de cuantificar la cantidad de tiempo que pasa con sus seres queridos, céntrese en la calidad de ese tiempo. Incluso breves momentos de conexión significativa pueden fortalecer sus relaciones.

Cultivar unas relaciones personales sanas contribuye a crear una sólida red de apoyo que puede ayudarle a gestionar los retos emocionales asociados a su trabajo en cuidados paliativos. Recuerde que compartir sus experiencias y emociones con sus allegados no sólo puede aliviar la carga emocional, sino también reforzar sus vínculos y promover su propio bienestar.

Promover un estilo de vida activo y equilibrado
Fomentar un estilo de vida activo y equilibrado es crucial para las enfermeras. El exigente ritmo de su trabajo puede dificultar que dé prioridad a su propia salud y bienestar, pero es una parte esencial para mantener su resistencia emocional y física. He aquí algunas estrategias para incorporar un estilo de vida activo y equilibrado a su rutina diaria:

1. Planificación de la actividad física :
Incluya la actividad física regular en su horario. Ya sea una sesión en el gimnasio, un paseo, montar en bicicleta o hacer yoga, el ejercicio regular puede aumentar su energía y su resistencia física.

2. Paseos restaurativos :
Si es posible, dé paseos cortos durante sus descansos. Caminar puede ser una forma excelente de relajarse, reducir el estrés y mejorar la circulación.

3. Dieta equilibrada :
Opte por una dieta equilibrada y nutritiva. Evite las dietas irregulares y opte por una variedad de alimentos que le aporten los nutrientes necesarios para su organismo.

4. Hidratación :
Beba suficiente agua a lo largo del día para mantenerse hidratado. Esto puede ayudar a mantener su energía y concentración.

5. Gestión del sueño :
Asegúrese de dormir bien. Establezca una rutina de sueño regular para asegurarse de que descansa lo suficiente para recuperarse.

6. Gestión del estrés :
Incorpore técnicas de gestión del estrés como la meditación, la respiración profunda y la atención plena para mantener el equilibrio emocional y mental.

7. Tiempo para usted :
Dese tiempo para realizar actividades que le gusten fuera del trabajo. Esto puede incluir aficiones, pasatiempos o simplemente tiempo para descansar y relajarse.

8. Límites de las horas extraordinarias :
Evite trabajar demasiadas horas extraordinarias. Dé prioridad a un equilibrio entre trabajo y descanso.

9. Tiempo de desconexión :
Cuando no esté en el trabajo, tómese su tiempo para desconectar de las pantallas y los dispositivos electrónicos. Esto le ayudará a relajarse y a mejorar la calidad de su sueño.

10. Autocuidado :
Cultive una actitud de autocuidado hacia usted misma. Escuche sus necesidades físicas, emocionales y mentales y responda adecuadamente.

Fomentar un estilo de vida activo y equilibrado le ayudará a mantener su vitalidad y resistencia como enfermera. Cuidando de su propia salud, estará mejor preparada para proporcionar un fuerte apoyo a los pacientes y a sus familias. Recuerde que su bienestar es fundamental para la calidad de los cuidados que presta.

Formación continua y desarrollo profesional

La importancia de la formación y la actualización de conocimientos

En el campo de los cuidados paliativos, la formación continua y la actualización de sus conocimientos son fundamentales para mantener su competencia profesional y proporcionar una atención de alta calidad. A medida que los cuidados paliativos evolucionan en respuesta a los avances médicos, los enfoques psicosociales y las necesidades cambiantes de los pacientes, es crucial mantenerse informado y bien preparado. Por eso la formación y la actualización de conocimientos son esenciales:

1. Evolución de las prácticas :

El campo de los cuidados paliativos evoluciona constantemente, con la aparición periódica de nuevos enfoques, protocolos y técnicas. Participando en cursos de formación, podrá aprender los últimos métodos de tratamiento del dolor, apoyo psicológico y comunicación.

2. Mejorar la calidad de la atención :

La formación continua le permitirá mejorar la calidad de los cuidados que presta a los pacientes y a sus familias. Estará mejor equipado para satisfacer sus necesidades cambiantes y proporcionarles una atención basada en las mejores prácticas actuales.

3. Adaptarse a los nuevos retos :

La formación le ayuda a adaptarse a los nuevos retos y complejidades que pueden surgir en los cuidados paliativos. Por ejemplo, las innovaciones tecnológicas o los descubrimientos médicos pueden obligarle a actualizar sus conocimientos.

4. Generar confianza :

Al estar bien informado y ser competente, ganará confianza en sus capacidades profesionales. Esto le permitirá afrontar situaciones difíciles con seguridad.

5. Fomentar la innovación :

La formación continua fomenta la innovación. Al aprender nuevos enfoques y explorar diferentes perspectivas, puede descubrir formas innovadoras de mejorar la atención que presta.

6. Mantener la relevancia :

La formación continua le mantiene al día de las últimas tendencias y avances en este campo. Esto le ayuda a seguir siendo relevante como profesional sanitario.

7. Desarrollo personal :

La formación no se limita a las competencias técnicas. También puede incluir aspectos del desarrollo personal, como la gestión del estrés, la comunicación eficaz y la empatía.

8. Reducción de riesgos :

Una formación adecuada ayuda a reducir los errores médicos y a prevenir situaciones potencialmente peligrosas para los pacientes.

9. Compromiso con la ética :

La formación continua puede incluir debates sobre la ética y los dilemas éticos en los cuidados paliativos. Esto le ayudará a desenvolverse éticamente en situaciones complejas.

10. Respeto por los pacientes y las familias :

Al participar en la formación continua, demuestra su compromiso de ofrecer una atención de calidad a los pacientes y sus familias, lo que aumenta su confianza en usted como profesional sanitario.

Participar regularmente en cursos de formación, conferencias y talleres le garantizará estar a la vanguardia en el campo de los cuidados paliativos. También demuestra su dedicación a sus pacientes y su compromiso de proporcionar los mejores cuidados posibles en un entorno en constante cambio.

Participe en grupos de apoyo y supervisiones

La participación en grupos de apoyo y supervisión es una forma eficaz de que las enfermeras cuiden su bienestar emocional, conecten con sus compañeras y se beneficien de un espacio donde compartir sus experiencias, retos y éxitos. Estos foros ofrecen un apoyo esencial y fomentan el desarrollo personal y profesional. He aquí por qué es importante participar en grupos de apoyo y supervisión:

1. Compartir experiencias :

Los grupos de apoyo y las supervisiones ofrecen un espacio para compartir sus experiencias, emociones y preocupaciones con otros profesionales que comprenden los retos específicos de los cuidados paliativos.

2. Validación y apoyo :

Estos grupos le permiten sentirse validado y apoyado en sus emociones. Otros miembros pueden ofrecerle valiosos puntos de vista, consejos y ánimos.

3. Reducción del aislamiento :

Trabajar en cuidados paliativos puede resultar a veces emocionalmente aislante. Participar en grupos de apoyo le pone en contacto con personas que están pasando por experiencias similares, lo que puede reducir esta sensación de aislamiento.

4. Desarrollo personal :

La reflexión y el debate en estos grupos pueden fomentar su desarrollo personal y profesional. Puede aprender nuevas estrategias para afrontar los retos y mejorar sus competencias.

5. Aprender de los demás :

Escuchar las experiencias de otros miembros puede aportarle ideas y enfoques que quizá no había considerado. Esto puede enriquecer su caja de herramientas de cuidados.

170

6. Relajación emocional :
Participar en grupos de apoyo y supervisión proporciona un espacio seguro para expresar sus emociones y preocupaciones, lo que puede aliviar la carga emocional.

7. Prevención de quemaduras :
El apoyo y los consejos que reciba en estos grupos pueden ayudarle a prevenir el agotamiento ayudándole a gestionar el estrés y los retos asociados a su trabajo.

8. Retroalimentación reflexiva :
Las sesiones de supervisión le brindan la oportunidad de reflexionar sobre sus interacciones con los pacientes y discutir situaciones difíciles. Esto puede reforzar su capacidad de comunicación y de toma de decisiones.

9. Fortalecer la compasión :
Escuchar las historias y experiencias de los demás puede reforzar su capacidad de sentir compasión por los pacientes y sus familias.

10. Construir relaciones profesionales :
Estos grupos pueden ser una oportunidad para establecer sólidas relaciones profesionales con sus compañeros, lo que puede proporcionarle una red de apoyo a largo plazo.

Participar en grupos de apoyo y supervisión puede ser un recurso valioso para las enfermeras. Puede ayudarle a mantenerse conectada con su pasión por cuidar, a desarrollar resiliencia emocional y a mantener un sano equilibrio emocional y profesional.

Desarrollo profesional: oportunidades de especialización y ascenso

El campo de los cuidados paliativos ofrece muchas oportunidades de desarrollo profesional para las enfermeras que deseen profundizar sus conocimientos, desarrollar sus habilidades y asumir puestos de liderazgo. Estas oportunidades de especialización y avance no sólo pueden mejorar su carrera, sino también reforzar su impacto como profesional sanitario. He aquí algunas opciones a tener en cuenta:

1. Especialización en Cuidados Paliativos Avanzados :
Algunas enfermeras optan por especializarse más realizando cursos de formación avanzada en cuidados paliativos. Estos programas profundizan sus conocimientos y habilidades en

áreas específicas como el tratamiento del dolor complejo, los síntomas avanzados y los cuidados paliativos pediátricos.

2. Gestor de cuidados paliativos :

Para los interesados en el liderazgo, convertirse en gestor de cuidados paliativos es una opción. Será responsable de coordinar los equipos de cuidados paliativos, gestionar los recursos y supervisar las operaciones **cotidianas.**

3. Educación y formación :

Si le apasiona la enseñanza, podría considerar la posibilidad de convertirse en formador o profesor de cuidados paliativos. Puede ayudar a formar a la próxima generación de enfermeras especializadas en cuidados paliativos.

4. Consulta y asesoramiento :

Algunas enfermeras optan por convertirse en consultoras o asesoras en centros sanitarios, compartiendo su experiencia para mejorar las prácticas de los cuidados paliativos.

5. Investigación sobre cuidados paliativos :

La investigación en cuidados paliativos es esencial para avanzar en este campo. Si le interesa la investigación, podría ocupar puestos de investigación o participar en proyectos de investigación en colaboración.

6. Enfermera de enlace de cuidados paliativos :

El papel de la enfermera de enlace de cuidados paliativos implica trabajar con varios equipos médicos para garantizar una coordinación fluida de los cuidados paliativos de los pacientes hospitalizados.

7. Trabajador social de cuidados paliativos :

Si tiene aptitudes para el trabajo social, podría plantearse especializarse como trabajador social de cuidados paliativos, ofreciendo apoyo emocional y práctico a los pacientes y sus familias.

8. Administración de programas de cuidados paliativos :

Algunas enfermeras se especializan en la administración de programas de cuidados paliativos, asegurándose de que los pacientes reciben los servicios y recursos que necesitan.

9. Formación continua :

Las opciones de desarrollo profesional también incluyen seguir su propia formación continua asistiendo a talleres, conferencias y cursos de formación avanzada para mantenerse al día de los últimos avances.

10. Liderazgo a nivel de política sanitaria :

Algunas enfermeras participan en iniciativas de defensa y política sanitaria para mejorar el acceso a los cuidados paliativos e influir en las decisiones políticas.

El desarrollo profesional en cuidados paliativos ofrece una gama de opciones que se adaptan a las distintas aspiraciones e intereses. Si elige el camino que le apasiona, no sólo podrá enriquecer su carrera, sino también contribuir de forma significativa a mejorar la calidad de vida de los pacientes y sus familias al final de la vida.

Capítulo 11

Perspectivas de futuro Cuidados paliativos

Evolución previsible de los cuidados paliativos

Integración de las nuevas tecnologías en los cuidados paliativos

La integración de las nuevas tecnologías en los cuidados paliativos tiene el potencial de transformar la forma en que los profesionales sanitarios interactúan con los pacientes, las familias y los colegas, al tiempo que mejora la calidad de la atención prestada. Estas tecnologías ofrecen soluciones innovadoras a los retos de los cuidados paliativos y enriquecen la experiencia de los pacientes al final de la vida. He aquí cómo pueden integrarse las nuevas tecnologías en los cuidados paliativos:

1. Teleasistencia y teleconsulta :
La teleasistencia y las teleconsultas permiten a los pacientes recibir cuidados paliativos a distancia, lo que reduce la necesidad de desplazarse y facilita el acceso a la atención, sobre todo para los pacientes en fase avanzada de la enfermedad o los que viven en zonas remotas.

2. Plataformas virtuales de comunicación :
Las plataformas de comunicación virtual facilitan la comunicación entre pacientes, familiares y miembros del equipo médico. Esto puede incluir discusiones sobre los planes de cuidados, la gestión de los síntomas y el apoyo psicológico.

3. Historia clínica electrónica :
La historia clínica electrónica centraliza la información médica y facilita la coordinación de la atención entre los distintos miembros del equipo. Esto garantiza que toda la información necesaria sea accesible en tiempo real.

4. Aplicaciones de gestión de síntomas :
Las aplicaciones móviles específicas para cuidados paliativos permiten a los pacientes controlar e informar de sus síntomas, lo que permite al equipo médico dar una respuesta rápida y adecuada.

5. Telemedicina para el tratamiento del dolor :
La telemedicina puede utilizarse para ajustar a distancia los protocolos de tratamiento del dolor, lo que permite a los profesionales sanitarios supervisar y personalizar los tratamientos en tiempo real.

6. Cuidados paliativos pediátricos virtuales :
Las nuevas tecnologías pueden utilizarse para proporcionar cuidados paliativos pediátricos virtuales, ofreciendo un apoyo continuo a los niños con enfermedades graves y a sus familias.

7. Realidad virtual para el tratamiento del dolor :
La realidad virtual puede utilizarse para distraer a los pacientes del dolor y las molestias, ofreciendo un enfoque no farmacológico del tratamiento del dolor.

8. Educación y formación en línea :
Las plataformas de educación en línea ofrecen a las enfermeras acceso a formación y recursos para mantenerse al día de los últimos avances y las mejores prácticas.

9. Dispositivos de vigilancia doméstica :
Los dispositivos de monitorización domiciliaria permiten hacer un seguimiento a distancia de las constantes vitales y los síntomas de los pacientes, lo que posibilita una intervención rápida en caso necesario.

10. Redes sociales y grupos de apoyo en línea :
Las redes sociales y los grupos de apoyo en línea ofrecen un espacio para que los pacientes y sus familias compartan sus experiencias, encuentren apoyo emocional y conecten con otras personas que atraviesan situaciones similares.

El éxito de la integración de las nuevas tecnologías en los cuidados paliativos requiere un enfoque considerado y ético. Es esencial garantizar que los pacientes y sus familias se sientan cómodos con el uso de estas tecnologías y que se mantenga su confidencialidad y seguridad. Aprovechando las ventajas de las nuevas tecnologías, los profesionales sanitarios de los cuidados paliativos pueden mejorar la calidad de la asistencia manteniendo al mismo tiempo un valioso vínculo humano con los pacientes y sus familias al final de la vida.

Evolución de los modelos de prestación de cuidados
La rápida evolución de los cuidados paliativos ha llevado a revisar los modelos tradicionales de prestación de cuidados para satisfacer mejor las variadas y complejas necesidades de los pacientes al final de la vida y sus familias. Los modelos de prestación de cuidados están evolucionando para ofrecer una atención más personalizada, centrada en el paciente y adaptada a las distintas situaciones clínicas. He aquí cómo han evolucionado los modelos de prestación de cuidados paliativos:

1. Cuidados paliativos a domicilio :

El modelo de prestación de cuidados paliativos a domicilio hace hincapié en la comodidad del paciente en un entorno familiar. Los equipos asistenciales se desplazan al domicilio del paciente para proporcionarle cuidados médicos, emocionales y de apoyo.

2. Unidades hospitalarias de cuidados paliativos :

Las unidades hospitalarias de cuidados paliativos ofrecen un espacio dedicado a los pacientes que requieren cuidados paliativos avanzados, donde un equipo multidisciplinar puede proporcionarles una atención integral.

3. Cuidados paliativos pediátricos :

Los modelos de prestación de cuidados paliativos pediátricos se adaptan a las necesidades específicas de los niños con enfermedades graves, centrándose en el apoyo emocional y la atención familiar.

4. Cuidados paliativos ambulatorios :

Los cuidados paliativos ambulatorios están diseñados para pacientes cuyo estado de salud les permite vivir en casa, pero que requieren intervenciones médicas regulares, seguimiento y ajustes del tratamiento.

5. Equipos consultivos de cuidados paliativos :

Los equipos asesores de cuidados paliativos trabajan en colaboración con los equipos de atención primaria para proporcionar asesoramiento, recomendaciones y apoyo especializado para la gestión de síntomas y problemas complejos.

6. Los cuidados paliativos en los establecimientos de cuidados de larga duración :

Este modelo pretende proporcionar cuidados paliativos a los pacientes que residen en centros de cuidados de larga duración, como residencias de ancianos, haciendo hincapié en el confort y la calidad de vida.

7. Cuidados paliativos comunitarios :

Los cuidados paliativos comunitarios consisten en colaborar estrechamente con los profesionales sanitarios de la comunidad para atender a los pacientes y sus familias al final de la vida.

8. Cuidados paliativos integrados en los tratamientos curativos :

En este modelo, los cuidados paliativos se integran desde el principio del diagnóstico de la enfermedad, en paralelo con los tratamientos curativos, para garantizar un equilibrio entre curación y confort.

9. Cuidados paliativos basados en el valor :
Este modelo tiene en cuenta los valores y preferencias del paciente para adaptar la atención y las decisiones terapéuticas a sus objetivos personales.

10. Cuidados paliativos en la asistencia sanitaria a domicilio :
Los cuidados paliativos pueden integrarse en los servicios de atención sanitaria a domicilio, ofreciendo a los pacientes una combinación de atención médica y apoyo en un entorno familiar. La evolución de los modelos de prestación de cuidados paliativos refleja las diversas necesidades de los pacientes y sus familias al final de la vida. Al elegir el modelo más adecuado para cada situación clínica y colaborar con los pacientes, las familias y los colegas, las enfermeras pueden garantizar que cada paciente reciba unos cuidados de la máxima calidad que respeten sus necesidades y preferencias únicas.

Adaptación al cambio demográfico y social
Los cuidados paliativos se enfrentan a retos complejos como consecuencia de los cambios demográficos y sociales que se están produciendo en todo el mundo. Estos cambios incluyen el envejecimiento de la población, el aumento de la diversidad cultural y los cambios en las expectativas de los pacientes al final de la vida. Para responder eficazmente a estos retos, los profesionales sanitarios de cuidados paliativos deben adaptar sus enfoques y modelos de prestación de cuidados. He aquí cómo puede abordarse la adaptación a los cambios demográficos y sociales en los cuidados paliativos:

1. Envejecimiento de la población :
A medida que envejece la población, aumenta el número de pacientes que requieren cuidados paliativos. Los profesionales sanitarios de cuidados paliativos necesitan desarrollar habilidades específicas para gestionar los complejos problemas de salud asociados al envejecimiento, teniendo en cuenta al mismo tiempo las preferencias y los objetivos vitales de los pacientes ancianos.

2. Diversidad cultural :
Los cuidados paliativos deben adaptarse a los valores culturales, las creencias y las prácticas de los pacientes y sus familias. Los profesionales sanitarios de cuidados paliativos deben ser sensibles a la diversidad cultural y proporcionar una atención que respete estas diferencias.

3. Enfoques multidisciplinares e interprofesionales :

Los cambios demográficos y sociales exigen un enfoque multidisciplinar e interprofesional para satisfacer las complejas necesidades de los pacientes al final de la vida. Los equipos de cuidados paliativos deben trabajar con una serie de profesionales sanitarios para proporcionar una atención holística e integral.

4. Promover la autodeterminación del paciente :

Con los cambios sociales, cada vez se valora más la autodeterminación del paciente. Los profesionales de los cuidados paliativos deben animar a los pacientes a participar activamente en la toma de decisiones sobre sus cuidados y el final de su vida.

5. Sensibilización sobre las cuestiones de género :

La sensibilidad de género es esencial en los cuidados paliativos, ya que las experiencias al final de la vida pueden variar según el sexo. Los profesionales sanitarios deben ser conscientes de estas diferencias y proporcionar los cuidados adecuados.

6. Integración de las tecnologías de la comunicación :

Los cambios sociales han dado lugar a un uso cada vez mayor de las tecnologías de la comunicación. Los profesionales sanitarios de cuidados paliativos necesitan integrar estas tecnologías para mantener la comunicación con pacientes, familiares y colegas.

7. Promoción de la formación continua :

Ante los cambios demográficos y sociales, los profesionales sanitarios de cuidados paliativos necesitan mantenerse al día de las nuevas tendencias, las mejores prácticas y las innovaciones en este campo a través de la formación continua.

8. Adaptación de los programas de formación :

Es necesario adaptar los programas de formación en cuidados paliativos para que incluyan competencias específicas para abordar las cuestiones asociadas al cambio demográfico y social.

Adaptándose de forma proactiva a los cambios demográficos y sociales, los profesionales sanitarios de cuidados paliativos pueden garantizar que los pacientes y sus familias reciban una atención de alta calidad que satisfaga sus necesidades únicas, al tiempo que refleje los valores y expectativas emergentes de la sociedad.

Avances tecnológicos e innovaciones actuales

Utilizar la telemedicina para los cuidados paliativos

El uso de la telemedicina en los cuidados paliativos ha surgido como una respuesta innovadora para superar las barreras geográficas, mejorar el acceso a los cuidados y garantizar un apoyo continuo a los pacientes al final de la vida y a sus familias. La telemedicina, que engloba las consultas a distancia, la monitorización a domicilio y la comunicación virtual, ofrece nuevas posibilidades para prestar una atención de calidad a los pacientes que no pueden desplazarse o que prefieren recibir los cuidados en su entorno doméstico. He aquí cómo se está utilizando la telemedicina en los cuidados paliativos:

1. Consultas a distancia :
Las consultas a distancia permiten a los pacientes hablar de sus síntomas, preocupaciones y necesidades con los profesionales sanitarios en tiempo real, sin tener que desplazarse físicamente a la clínica. Esto es especialmente beneficioso para los pacientes que están demasiado enfermos para desplazarse.

2. Seguimiento en casa :
La telemedicina permite a los profesionales sanitarios controlar las constantes vitales y los síntomas de los pacientes en casa. Los dispositivos médicos conectados pueden transmitir automáticamente los datos a los profesionales sanitarios, que pueden intervenir cuando sea necesario.

3. Gestión de los síntomas :
La telemedicina permite a los pacientes informar de sus síntomas mediante aplicaciones móviles o plataformas en línea específicas. Los profesionales sanitarios pueden entonces ajustar los tratamientos en función de la información facilitada.

4. Apoyo psicológico virtual :
La telemedicina ofrece la posibilidad de proporcionar apoyo psicológico virtual a pacientes y familiares, lo que puede resultar especialmente útil para gestionar la ansiedad, la depresión y otros problemas emocionales al final de la vida.

5. Discusiones sobre el final de la vida :
La telemedicina puede facilitar las conversaciones sobre las preferencias al final de la vida y las decisiones de tratamiento entre pacientes, familiares y profesionales sanitarios, incluso si las partes están geográficamente distantes.

6. Formación y educación :

La telemedicina puede utilizarse para ofrecer sesiones de formación y educación a pacientes y familiares sobre temas como el tratamiento de los síntomas, los cuidados paliativos a domicilio y la atención al final de la vida.

7. Colaboración interdisciplinar :

La telemedicina facilita la colaboración entre los distintos miembros del equipo de cuidados paliativos, permitiendo un enfoque integrado y coherente de la atención.

8. Reducir las barreras geográficas :

La telemedicina permite a los pacientes que viven en zonas remotas o desatendidas acceder a cuidados paliativos de alta calidad sin tener que recorrer grandes distancias.

Sin embargo, es importante señalar que la telemedicina no puede sustituir por completo la interacción cara a cara y la presencia humana. Debe utilizarse con criterio, teniendo en cuenta las necesidades y preferencias de los pacientes. Además, la seguridad de los datos y la confidencialidad de la información médica deben protegerse rigurosamente cuando se utiliza la telemedicina. Integrando juiciosamente la telemedicina en la prestación de cuidados paliativos, los profesionales sanitarios pueden mejorar el acceso a la asistencia y ofrecer un apoyo continuo a los pacientes al final de la vida, estén donde estén.

Aplicaciones móviles para la gestión de síntomas

Las aplicaciones móviles desempeñan un papel cada vez más importante en la prestación de cuidados paliativos, ya que proporcionan a pacientes y familiares herramientas prácticas para controlar los síntomas, comunicarse con los profesionales sanitarios y acceder a información útil. Estas aplicaciones están diseñadas para mejorar la calidad de vida de los pacientes al final de la vida permitiéndoles controlar sus síntomas, recibir consejos personalizados y estar mejor preparados para los retos a los que puedan enfrentarse. A continuación le mostramos cómo se están utilizando las aplicaciones móviles para la gestión de síntomas en cuidados paliativos:

1. Vigilancia y seguimiento de los síntomas :

Las aplicaciones móviles permiten a los pacientes seguir y controlar sus síntomas a diario, lo que ayuda a los profesionales sanitarios a ajustar los tratamientos a medida que evoluciona la situación.

2. Tratamiento del dolor :

Las aplicaciones móviles pueden proporcionar herramientas para controlar y gestionar el dolor, como escalas de calificación del dolor, recordatorios de medicación y técnicas de relajación.

3. Seguimiento de los efectos secundarios :

Los pacientes pueden utilizar las aplicaciones para informar de los efectos secundarios de los medicamentos y tratamientos, lo que permite a los profesionales sanitarios actuar con rapidez.

4. Consejos y recomendaciones :

Las aplicaciones móviles suelen ofrecer consejos personalizados para el tratamiento de síntomas específicos, lo que puede ayudar a los pacientes a comprender mejor sus opciones y tomar decisiones con conocimiento de causa.

5. Comunicación virtual :

Algunas aplicaciones permiten a los pacientes comunicarse con los profesionales sanitarios a través de mensajería segura, lo que facilita el seguimiento regular y el tratamiento de asuntos urgentes.

6. Información sobre cuidados paliativos :

Las aplicaciones móviles ofrecen información educativa sobre cuidados paliativos, opciones de tratamiento, voluntades anticipadas y otros temas importantes.

7. Seguimiento del estado de ánimo y el bienestar :

Las aplicaciones pueden ayudar a los pacientes a controlar su estado de ánimo y su bienestar emocional, permitiendo a los profesionales sanitarios detectar signos de depresión o ansiedad.

8. Atención personalizada :

Las aplicaciones móviles pueden adaptar la información y las recomendaciones a las necesidades y preferencias de cada paciente.

9. Recordatorios y planificación :

Las aplicaciones móviles pueden ayudar a los pacientes a organizar sus citas médicas, la medicación y otros aspectos de su plan de cuidados.

10. Apoyo a los familiares :

Algunas aplicaciones también ofrecen recursos y apoyo a los familiares de pacientes al final de la vida, ayudándoles a comprender mejor los cuidados paliativos y a apoyar al paciente.

Es importante señalar que las aplicaciones móviles para la gestión de los síntomas deben elegirse con cuidado, garantizando su fiabilidad, la seguridad de los datos y la facilidad de uso. Los profesionales sanitarios pueden desempeñar un papel en la educación de los pacientes sobre el uso adecuado de estas aplicaciones y en la interpretación de los datos recogidos. El uso juicioso de las aplicaciones móviles puede mejorar la autonomía del paciente y fomentar una mejor comunicación entre los pacientes, sus familias y los profesionales sanitarios de cuidados paliativos.

He aquí algunos ejemplos de aplicaciones móviles diseñadas para ayudar en la gestión de los síntomas, especialmente en el contexto de los cuidados paliativos:

- **PalliApp:** Esta aplicación ofrece una serie de funciones para gestionar los síntomas en cuidados paliativos. Los pacientes pueden hacer un seguimiento de sus síntomas, registrar el dolor, la fatiga, el apetito y otros factores. La app también permite a los usuarios tomar notas, registrar sus preferencias de cuidados y comunicarse con su equipo asistencial.
- **MySíntomas:** Diseñada para realizar un seguimiento de los síntomas en diversos contextos médicos, esta aplicación permite a los pacientes de cuidados paliativos realizar un seguimiento e informar de sus síntomas diarios, como el dolor, las náuseas, la fatiga, etc. Los datos registrados pueden compartirse con los profesionales sanitarios para ayudar a ajustar los planes de tratamiento. Los datos registrados pueden compartirse con los profesionales sanitarios para ayudar a ajustar los planes de tratamiento.
- **Calmerry:** Esta aplicación se centra en el apoyo emocional y psicológico. Ofrece sesiones de terapia en línea con profesionales de la salud mental, que pueden ayudar a los pacientes de cuidados paliativos a gestionar el estrés, la ansiedad y las emociones difíciles.
- **Medisafe:** Esta app permite a los pacientes hacer un seguimiento de su medicación y sus tomas, lo que resulta especialmente útil para aquellos con regímenes de medicación complejos en cuidados paliativos. La app envía recordatorios para tomar los medicamentos a tiempo y ofrece funciones para compartir los datos con los proveedores de cuidados.
- **Cancer.Net Mobile:** Una aplicación desarrollada por la Sociedad Americana de Oncología Clínica, que proporciona información sobre el cáncer, recursos sobre

cuidados paliativos y consejos para gestionar los síntomas asociados al cáncer al final de la vida.

- **CareZone:** Esta aplicación ayuda a los pacientes a organizar sus vidas proporcionándoles herramientas para hacer un seguimiento de la medicación, planificar citas médicas y registrar síntomas y efectos secundarios. También puede utilizarse para compartir información con familiares y cuidadores.
- **GeriPal:** Aunque está dirigida principalmente a los profesionales sanitarios, esta aplicación proporciona información y recursos sobre cuidados paliativos y geriátricos, que pueden ser útiles para los profesionales y las familias implicadas en la asistencia.
- **PainScale:** Esta aplicación está diseñada específicamente para ayudar a los pacientes a controlar y gestionar su dolor. Permite a los usuarios registrar sus niveles de dolor, realizar un seguimiento de los medicamentos tomados y obtener información sobre el tratamiento del dolor.

Es importante tener en cuenta que la calidad y la eficacia de las aplicaciones pueden variar, por lo que es aconsejable consultar reseñas, valoraciones y hablar con profesionales sanitarios antes de elegir una aplicación específica para la gestión de síntomas en cuidados paliativos.

Integración de la inteligencia artificial en la práctica de los cuidados paliativos

La inteligencia artificial (IA) ha logrado avances significativos en muchas áreas de la medicina, incluidos los cuidados paliativos. La integración de la IA en la práctica de los cuidados paliativos ofrece oportunidades para mejorar la toma de decisiones clínicas, la gestión de los síntomas, la comunicación con los pacientes y las familias, así como la optimización de los recursos médicos. A continuación le mostramos cómo se está utilizando la IA en la práctica de los cuidados paliativos:

1. Predicción de las necesidades de los pacientes :

La IA puede analizar datos médicos pasados y en tiempo real para predecir las necesidades futuras de un paciente en cuanto a síntomas, tratamientos y cuidados. Esto permite a los profesionales sanitarios planificar los cuidados de forma proactiva.

2. Gestión de los síntomas :
La IA puede ayudar a controlar los síntomas de los pacientes al final de su vida y ofrecer recomendaciones para ajustar los tratamientos basándose en los datos recogidos.

3. Análisis de datos biomédicos :
La IA puede analizar rápidamente grandes cantidades de datos biomédicos para identificar patrones e información relevante, ayudando a los profesionales sanitarios a tomar decisiones con conocimiento de causa.

4. Apoyo a la toma de decisiones :
Mediante el análisis de datos médicos y pruebas clínicas, la IA puede ofrecer sugerencias sobre tratamientos adecuados, ayudando a los profesionales sanitarios a tomar decisiones complejas.

5. Atención personalizada :
La IA puede utilizar los datos personales para adaptar los planes de atención a las necesidades y preferencias específicas de cada paciente.

6. Asistencia a la comunicación :
Los chatbots impulsados por IA pueden responder a las preguntas de los pacientes y sus familiares, proporcionando información básica y dirigiendo a algunos a profesionales sanitarios cuando se requieren interacciones más complejas.

7. Detección precoz de complicaciones :
La IA puede identificar signos precoces de complicaciones o empeoramiento de la enfermedad, lo que permite una intervención más rápida y selectiva.

8. Análisis de los datos de la investigación :
La IA puede analizar los datos de la investigación médica para identificar nuevos enfoques terapéuticos o informar sobre la práctica clínica basada en pruebas.

9. Gestión de los recursos :
La IA puede ayudar a optimizar el uso de los recursos médicos mediante la identificación de las necesidades de personal, la disponibilidad de camas hospitalarias y la programación de citas.

Sin embargo, la integración de la IA en los cuidados paliativos plantea consideraciones éticas y prácticas, sobre todo en términos de protección de datos y confidencialidad. Además, la IA no debe sustituir la relación humana y empática entre los pacientes y los profesionales sanitarios. Por el contrario, debería utilizarse para complementar y mejorar los cuidados paliativos existentes. Los profesionales sanitarios desempeñan un papel crucial en la supervisión e interpretación de los resultados producidos por la IA, teniendo en cuenta el contexto y los valores específicos de cada paciente.

Retos y oportunidades para las futuras enfermeras

Satisfacer las crecientes necesidades de una población que envejece

Con el aumento de la esperanza de vida y el envejecimiento de la población, los cuidados paliativos desempeñan un papel cada vez más esencial para satisfacer las necesidades específicas de las personas mayores al final de la vida. Los retos asociados al envejecimiento, como las enfermedades crónicas, los problemas de movilidad y las complicaciones médicas, requieren un enfoque holístico y centrado en el paciente para garantizar una calidad de vida óptima hasta el final. He aquí cómo los cuidados paliativos satisfacen las crecientes necesidades de una población que envejece:

1. Gestión de enfermedades crónicas :
Los cuidados paliativos ofrecen un enfoque integral de la gestión de las enfermedades crónicas asociadas al envejecimiento, como la diabetes, las cardiopatías y la enfermedad de Alzheimer. Su objetivo es aliviar los síntomas, mejorar la calidad de vida y mantener la autonomía del paciente.

2. Gestión del dolor y la fatiga :
Las personas mayores tienen más probabilidades de experimentar dolor y fatiga debido a problemas de salud subyacentes. Los cuidados paliativos se centran en estos síntomas para minimizar su impacto en la calidad de vida.

3. Apoyo emocional :
El envejecimiento puede ir acompañado de aislamiento social, pérdida y duelo. Los cuidados paliativos ofrecen apoyo emocional a los pacientes ancianos atendiendo sus necesidades psicológicas y ayudando a aliviar los sentimientos de soledad.

4. Planificación del final de la vida :
Los cuidados paliativos facilitan la planificación del final de la vida ayudando a las personas mayores a tomar decisiones

sobre sus deseos en relación con el tratamiento, los cuidados y las voluntades anticipadas.

5. Mantener la dignidad :

Los cuidados paliativos reconocen la importancia de preservar la dignidad de las personas mayores al final de su vida, teniendo en cuenta sus valores y preferencias personales.

6. Apoyo a los familiares :

Los cuidados paliativos también apoyan a las familias y a los seres queridos de los pacientes ancianos al final de la vida, ayudándoles a comprender las necesidades específicas de las personas mayores y proporcionándoles recursos para ayudarles en su papel de apoyo.

7. Acceso a una atención personalizada :

Los cuidados paliativos están diseñados para satisfacer las necesidades únicas de cada paciente anciano, teniendo en cuenta su historial médico, sus preferencias y sus objetivos de atención.

8. Comunicación abierta y respetuosa :

Los cuidados paliativos fomentan una comunicación abierta y respetuosa con los pacientes ancianos, dándoles la oportunidad de expresar sus preocupaciones, deseos e inquietudes.

9. Transición a los cuidados de confort :

Los ancianos al final de la vida tienen a veces necesidades específicas en cuanto a cuidados de confort. Los cuidados paliativos garantizan que estas necesidades se tengan en cuenta y se adapten a medida que evoluciona la situación.

Los profesionales sanitarios de cuidados paliativos desempeñan un papel crucial en la adaptación de los cuidados a las necesidades específicas de las personas mayores al final de la vida. Al centrarse en el tratamiento general de los síntomas, el apoyo emocional y el respeto por las opciones vitales, los cuidados paliativos contribuyen a garantizar que las personas mayores pasen sus últimos días con dignidad y comodidad.

Mantener el equilibrio entre tecnología y humanidad

A medida que los avances tecnológicos transforman la prestación de cuidados paliativos, es esencial mantener un equilibrio entre el uso de la tecnología y la importancia del aspecto humano de estos cuidados tan delicados. La integración de la tecnología puede mejorar la eficacia, la precisión y el acceso a los cuidados, pero es igualmente importante preservar los aspectos humanos de la relación entre los pacientes, las familias y los profesionales sanitarios. He aquí cómo mantener ese equilibrio:

1. La tecnología como herramienta, no como sustituto:
La tecnología debe verse como una herramienta para mejorar la atención, no como un sustituto de la interacción humana. Los profesionales sanitarios deben permanecer emocionalmente comprometidos y empáticos, al tiempo que utilizan la tecnología para apoyar sus decisiones y acciones.

2. Atención personalizada :
La tecnología puede ayudar a personalizar la atención utilizando los datos médicos y las preferencias de los pacientes, pero los profesionales sanitarios deben permanecer atentos a los aspectos únicos de cada individuo.

3. Comunicación sensible :
Aunque las herramientas de comunicación digital pueden resultar cómodas, no deben sustituir a las conversaciones cara a cara siempre que sea posible. Las discusiones delicadas y emocionales se llevan mejor cara a cara para garantizar que los pacientes y sus familias se sientan apoyados y escuchados.

4. Apoyo emocional y compasión :
La tecnología no puede reproducir el calor humano, la empatía y la compasión. Los profesionales sanitarios deben mantener una presencia física y emocional para responder a las necesidades afectivas de los pacientes y sus familias.

5. Respeto de los valores culturales y éticos :
La tecnología debe utilizarse respetando los valores culturales y éticos del paciente. Los profesionales sanitarios deben tener en cuenta las creencias individuales y asegurarse de que la tecnología no entra en conflicto con estos valores.

6. Formación continua :
Los profesionales sanitarios deben recibir formación sobre el uso adecuado de la tecnología en los cuidados paliativos, haciendo hincapié en la ética, la confidencialidad y el respeto a los pacientes.

7. Evaluación periódica :
Es importante evaluar periódicamente la eficacia de la tecnología en la prestación de cuidados paliativos. Los pacientes y sus familias deben ser consultados para garantizar que se tienen siempre en cuenta sus necesidades emocionales y físicas.

8. Flexibilidad y adaptabilidad :

La tecnología evoluciona rápidamente. Los profesionales sanitarios deben estar preparados para adaptarse a las nuevas soluciones tecnológicas, manteniendo al mismo tiempo un fuerte compromiso humano.

En resumen, el uso de la tecnología en los cuidados paliativos puede ofrecer muchas ventajas, pero es imprescindible no perder de vista el elemento humano crucial de la relación asistencial. El equilibrio entre tecnología y humanidad garantiza que los pacientes y sus familias reciban la atención atenta, empática e individualizada que necesitan para afrontar el final de la vida con dignidad y comodidad.

Alegato a favor de un mayor reconocimiento y recursos para los cuidados paliativos

Los cuidados paliativos desempeñan un papel crucial en la prestación de cuidados de calidad al final de la vida, ofreciendo confort, dignidad y apoyo emocional a los pacientes y sus familias. Sin embargo, a pesar de su importancia, los cuidados paliativos no siempre están plenamente reconocidos ni reciben el apoyo adecuado en términos de recursos financieros y humanos. Una defensa eficaz es esencial para mejorar el reconocimiento de los cuidados paliativos y garantizar que se asignan los recursos necesarios para proporcionar una atención óptima a quienes la necesitan. A continuación le explicamos cómo abogar por un mejor reconocimiento y mayores recursos para los cuidados paliativos:

1. Concienciación pública :

La defensa de los cuidados paliativos empieza por sensibilizar a la opinión pública. Es importante compartir información sobre los beneficios de los cuidados paliativos, desmitificar los malentendidos y mostrar cómo mejoran la calidad de vida al final de la vida.

2. Educación de los profesionales sanitarios :

Es esencial educar a los profesionales sanitarios sobre la importancia de los cuidados paliativos y sobre cómo integrar estos enfoques en su práctica. Esto ayuda a garantizar que todos los pacientes reciban los cuidados paliativos adecuados cuando los necesiten.

3. Elaboración de políticas :

La promoción puede implicar trabajar con los responsables políticos para desarrollar políticas sanitarias que apoyen los cuidados paliativos. Esto puede incluir directrices sobre la asignación de recursos y la integración de los cuidados paliativos en los sistemas sanitarios.

4. Recogida de datos y pruebas :

La recopilación de datos y pruebas sobre la eficacia de los cuidados paliativos es esencial para demostrar su impacto positivo en la calidad de vida de los pacientes y la reducción de los costes sanitarios a largo plazo.

5. Trabajar con grupos de pacientes y familias :

Colaborar estrechamente con los grupos de pacientes, las familias y los defensores de los pacientes puede reforzar la defensa al dar voz a los directamente afectados.

6. Campañas en los medios de comunicación :

Las campañas específicas en los medios de comunicación pueden ayudar a concienciar sobre la importancia de los cuidados paliativos e influir en **la opinión pública y en los responsables políticos.**

7. Colaboración con organizaciones sanitarias :

Trabajar con organizaciones sanitarias, hospitales e instituciones médicas para promover la integración de los cuidados paliativos en sus prácticas puede tener un impacto significativo.

8. Participación en debates públicos :

Participar en debates y discusiones públicas sobre el final de la vida y la asistencia sanitaria ayuda a concienciar sobre los problemas de los cuidados paliativos.

9. Defensa de los recursos financieros :

La defensa también debe incluir la petición de una asignación adecuada de recursos financieros para los cuidados paliativos, incluida la financiación del personal, la formación y los servicios.

Abogando por un mayor reconocimiento y recursos para los cuidados paliativos, podemos contribuir a mejorar la calidad de vida de los pacientes al final de la vida y garantizar que todos puedan vivir sus últimos días con dignidad, comodidad y respeto a sus valores personales.